농부와 산과의사

미셸 오당 | 김태언 옮김

녹색평론사

농부와 산과의사 —

이것은 마치 현대적 우화(寓話)의 제목같다. 농부와 산과의사는 서로의 아이디어를 교환하는 중에 그 둘이 모두 어느 정도로까지 자연의 법칙을 조작하고 있는지를 깨닫게 되었다. 그들은 20세기 동안에 나란히 발달해온, 농사의 산업화와 출산의 산업화 사이의 놀랄만한 유사성을 살펴보게 되었다.

두 경우에 모두, 흔히 낡은 문제에 대한 오래 기다린 해결책으로 혁신적인 하나의 방법이 제시되곤 했다. 예를 들어, 강력한 합성살충제의 출현은, 하룻밤 사이에 극적으로 비용을 줄이고 농업생산성을 증대시켰다. 그러한 화학물질이 일상적으로 광범하게 사용되게 된 이유는 쉽게 이해할 수 있다. 마찬가지로 현대적인, 안전한 제왕절개 기술의 도래는 거대한 산과 병동의 출현을 초래했고, 거기서 모든 여성은 수술실과 전문 의료팀의 도움을 언제라도 받을 수 있는 상황에서 출산을 할 수 있게 되었다. 그러나 최초의 열광이 사라지자 소수의 회의주의자들이 의문을 표시했고, 거의 검증된 바 없는 새로운 태도 혹은 의료관행의 광범한 확산이 장기적으로 가져올 수 있는 부정적인 영향에 관한 두려움에 대해서 발언하기 시작하였다. 그들의 반복적인 경고는 겉보기에는 주의를 끌지 못했음에도 불구하고, 그들은 대안적인 태도의 계발의 동인(動因)이 되어왔다. 게다가 그들은 점점더 늘어가는, 소비자들이 참여하는 조직화된 운동의 뿌리가 되었다.

세기의 전환점에서 산업화된 농사는 가속도를 냈다. 그리고 일련의 질병들, 특히 광우병과 구제역으로 인해 전세계적인 깨달음이 촉발되었다. 그와 대조적으로, 산업화된 출산의 문제는 아직 충분한 주목을 못 받고 있다. 우리는 대체 어떠한 재앙을 기다리고 있단 말인가?

목차

헌사

이 책은 롤랑 세브리오(1936-1988)에게 헌정된다. 세브리오는 21세기의 기준에 따르면, 20세기의 가장 영향력 있는 사람의 하나였다.

1977년에 롤랑 세브리오는 파리 근교에서 열린 생태그룹 '자연과 진보'의 연례회의에 나를 초대했다. 그날 내가 한 연설은 자연분만에 관한 것이었다. 나머지 다른 참가자들은 농부들로서, 그들은 유기농법에 관해 토론을 했다. 나는 이 두가지 겉으로 보기에는 서로 다른 화제가 롤랑에게는 같은 문제에 속한다는 것을 깨달았다. 우리는 인간이 하느님 노릇을 하고 있는 것의 위험성, 즉 자연법칙에 대한 우리의 지배가 안전한 한계를 넘어가는 것이 얼마나 위험한 일인지에 관해 얘기를 나누었다. 이 회의에서 내가 귀를 기울여 들은 농부들은 내가 의사로서 일을 하고 지낸 농촌지역에서 내가 익숙하게 만나는 사람들과 달랐다. 그들은 '어머니 대지(大地)'에 대한 뿌리 깊은 존경심을 갖고 있음이 분명했다. 그날 이후 한가지 기본적인 질문이 계속해서 나를 지배했다 — '어머니 대지'에 대한 존경심을 어떻게 계발할 것인가?

롤랑과 그의 아내 모니카에게 있어서 유기농법은, 좀더 넓은 맥락의 한 부분이었다. 그것은 하나의 총체적인 생활방식의 한가지 국면이었다. 1976년에 나는 그들에게서 자신들의 마지막 아이가 태어나는 것을 집으로 와서 돌보아달라는 부탁을 받았다. 보통 같았으면 나는 그들의 요청을 거절했어야 했다. 그 무렵 나는 병원의 전속 의사로서 병원 바깥에서의 의료행위가 허용되어 있지 않았다. 그러나 나는 친구로서 그들을 방문해도 좋다는 허락을 받았다. 그렇게 해서 나는 그들의 딸, 안느의 탄생을 지켜본 목격자가 되었다. 6월 14일 자정이 바로 지난 시각, 달빛 속에 창문들이 활짝 열려있었고, 공작새들이 공원에서 소리를 내지르고 있었다. 나는 가정분만을 발견하였다.

1969년에, 롤랑은 프랑스에서 유기농법이 확산되어야 한다고 생각했던 몇 안되는 괴짜 아마추어들로 구성된 한 작은 모임의 가장 활동적인 멤버 중 하나였다. 불행하게도 나머지 다른 멤버들은 자동차 사고로 모두 죽었다. 그러한 경위로 금속 주물 분야의 창조적인 연구자였던 롤랑이 '자연과 진보'의 핵심이자 동력이 되었다. 1972년, 그는 미국으로 가서 미국의 유기농운동의 정전(正典)이 된 고전적 텍스트 《흙에게 갚아라(Pay Dirt)》의 저자 제롬 로데일을 만났다. 로데일은 《유기적 농사와 텃밭 일》의 발행자이기도 했다. 그는 루돌프 슈타이너 사후 생명역동농법의 지도적 제창자였던 에렌프리드 파이퍼와 협력해서 일하고 있었고, 로버트 맥캐리슨이나 앨버트 하워드 경 같은 거장(巨匠) 농업 사상가들의 영향을 받고 있었다.

프랑스로 돌아온 롤랑은 전세계적으로 유기농에 관여하고 있는 많은 소규모 그룹들을 하나의 연합체로 묶는 일의 긴급한 필요성을 깊이 확신했다. 지체하지 않고 그는 회의를 조직했다. 그 회의는 1972년 11월에 베르사이유 공회당에서 열렸다. 회의에는 프랑스, 미국, 영국, 독일, 스웨덴, 남아프리카로부터 온, 이 문제에 비상한 관심을 가진 사람들이 참가하였다. 그리하여 유기농업운동국제연맹(International Federation for Organic Agriculture Movements [IFOAM])이 태어나게 된 것이다. 여러 해에 걸쳐 IFOAM은 세계적인 차원에서 유기농을 확산시키는 데 점점더 큰 영향력을 발휘하게 되었다. 1980년에 IFOAM은 유엔정보국(United Nations Department of Information)에 의한 공식적 지위를 부여받았고, 세계식량및농업기구(FAO)와의 협력관계가 시작되었다. 세계보건기구(WHO), 세계은행, 세계무역기구(WTO), 그린피스, 세계자연기금(WWF), 비아캄페시나, 기타 많은 국제기관과 비정부 기구들이 대화의 파트너가 되었다.

롤랑이 '생태 박람회'라는 개념을 도입하는 게 필요하다는 생각을 한 것도 1970년대였다. 뛰어난 선견지명과 실천력의 소유자로서, 롤랑은 1976년에 파리에서 최초의 '마졸레인' 박람회를 조직했다. 이 생태박람회는 장터 이상의 것이었다. 그것은 토론과 회의의 장소이기도 했다. 우리가 일요일 오후에 개최한 출산에 관한 회의는 장소가 너무 좁아 거기에 참가하고자 하는 사람들을 모두 수용할 수가 없을 지경이었다. 롤랑의 목적은 일반 대중 사이에 생태적 의식을 고양시키는 것이었다. 1976년 이후 매년 마졸레인 박람회가 개최되어왔다. 오늘날 이 파리의 박람회는 중요한 국가적 행사가 되었고, 다른 프랑스 도시들에서도 비슷한 박람회가 열리고 있다.

1980년대에 롤랑은 또다른 야심찬 계획을 갖게 되었다. 그는 프랑스정부가 소유하고 있는 성(城) 하나를 점유해서 사용해도 된다는 허락을 받았다. 파리 근교의 '샤토 드 샤마랑드'에서 그는 '21세기의 대학'을 만들고자 했다. 불행하게도 그 계획은 시기상조였던 것 같다. 그것은 응당 받아야 할 만큼의 지지를 끌어내지 못했다. 그 성에서 열린 마지막 중요한 행사의 하나는 1983년에 있었던 '인간과 물'에 관한 회의였다. 다시 한번, 롤랑은 겉으로 보기에 이질적인 사람들을 한데 모아 괴상한 조합을 만들어내는 방법을 발견했던 것이다. 나는 그때 미국의 돌고래 전문가 존 릴리와, 아직 영화 〈빅 블루〉의 주인공이 되기 전이었던 유명한 다이버 쟈크 메이욜과 같은 패널에서 토론에 참가했다.

1988년 롤랑의 비극적인 죽음은 사람들의 이목을 끌지 못했다. 지금 프랑스의 도시 거리를 걷다가 아무에게나 롤랑 세브리오가 누구였는지 물어보라. 올바른 대답이 나올지 의심스럽다….

서문

이 책은 20세기 역사를 연구하는 하나의 시도다. 나의 관점은 실제적인 것이다. 초점은 두개의 현상, 즉 산업화된 농사와 산업화된 출산에 있는데, 이 둘은 다음 세대를 위한 준비로서 분석·이해될 필요가 있다. 자연에 대한 지배에는 한계가 있다는 것을 우리가 깨닫기 시작한 이 때에, 역사의 소임도 변화하지 않으면 안 된다. 아직도 역사서들은 인간 집단들 사이의 관계, 특히 그 갈등 관계에 지배되어 있다. 오늘날 인간과 자연법칙 사이의 이분법을 지양하는 노력은 새로운 역사서술에서 중심적인 것이 되어야 한다.

한세기에 걸친 산업화된 농사와 산업화된 출산 끝에, 새로운 과학적 진실을 찾는다는 것은, 장기적인 안목으로 생각하고 미래를 멀리 내다볼 수 있는 능력을 기른다는 뜻이다. 막스 플랑크가 사신의 《과학적 자서전》에서 했던 말은 어느 때보다도 지금 가장 적합하다. "새로운 과학적 진실은 그 진실에 반대한 사람들을 설득하여 그들이 진실의 빛을 보게 됨으로써가 아니라, 그러한 반대자들이 결국 죽고, 이 진실에 친숙한 새로운 세대가 성장함으로써 승리를 거둔다."

이런 이유로, 나는 이 책이 새로운 젊은 세대의 손에 닿기를 희망한다.

1. 마지막 일격

과거에 질병은 자연재앙으로 여겨졌다. 오늘날은 반드시 그렇지는 않다. 구제역과 광우병이라는 두가지 천벌이 영국과 유럽 여러 나라를 강타한 때가 한 전환점이 되었다. 그 질병들은 갑자기 산업영농에 대한 반대여론을 다시 불러일으켰다. 농업과 축산의 역사에서 새로운 장으로 나아갈 길을 연 것이다. 구제역이 바로 마지막 일격이었다.

대각성의 순간

이런 사건들은 과학적 지식과, 행동을 이끌어내는 각성 사이에 얼마나 깊은 간격이 있는지를 우리가 깨달을 기회를 주었다. 우리는 인류 전체가 일종의 '대각성'의 순간을 경험할 수 있다는 것을 배웠다. 그렇게 갑작스런 각성을 가져오는 사건들은 예측할 수 없다. 시기가 결정적인 요인이다.

산업화 과정은 자연법칙을 압도하고 무시하기까지 하는 경향이 있었다. 적어도 그 굉장한 질병들이 발생한 운명의 날까지는 그랬다. 이제 우리는 전환점에 있는 농업을 지켜보아야 하는 위치에 있다. 동시에 우리는 산업적 출산과 같은, 산업화의 다른 측면들도 살펴보아야 한다. 그것 모두는 사람들에게 직접적으로 영향을 미친다.

구제역

구제역의 경우는 의미심장하다. 수의사이며 질병의 역사에 대한 전문가인 애비게일 우즈는 "동물에게 구제역은 인간에게 심한 독감 정도의 것이다"라고 한다. 19세기 말까지 그것은 영국 전역에 흔했고 지금도 아프리카 여러 나라, 아시아, 남아메리카를 포함해서 여러 곳에 풍토병으로 존재한다. 더 나아가 여러 분야의 전문가들은 구제역이 인간의 먹이사슬과는 아무런 관련이 없고 공중의 건강에 위협이 되지 않는다고 주장한다. 그것은 발굽이 갈라진 동물들에게 영향을 미친다. 인간에게 감염된 기록은 있지만 바이러스를 분리하여 확인한 경우는 아주 드물다. 사람에게서 사람에게 옮겨진 기록은 없다. 또한 감염되고 발병하지 않은 경우에 대한 조사도 없었다.

물론 우리는 이 계열의 바이러스 질환에 대해 항상 조심해야 한다. 이 바이러스는 이론적으로 빠르게 변이를 일으킬 수 있기 때문이다. 그러나 이 병에 감염된 짐승들과 사람들이 오랫동안 가까이 접촉해왔음에도 불구하고 인간에게 이 병이 아주 드물다는 것은 그런 위험이 별로 없음을 암시한다. 그런데 그 한가지 질병에 대해 그토록 야단법석을 떠는 이유는 무엇인가?

미디어를 통해 천연색사진이 널리 전달되는 시대에, 건강한 소와 돼지, 양들을 대량으로 도살하는 사진들은 농부를 포함해서 수많은 사람들에게 충격을 주었다. 이 충격 자체가 새로운 각성을 위한 서광이었다. 노포크의 농부 피터 멜쳇이 영국의 한 신문에 쓴 것처럼, "우리 많은 사람들은 집약적 농업이 구제역과 함께 종식되기를 바란다." 사실 구제역이 농업의 역사에 한 전환점으로 남게 되는 것은 주로 그것이 발생한 시기 때문이다. 그것이 광우병의 시대에 나타났기 때문에 산업농 전체가 즉각적 파기 정책 쪽으로 간 것이 분명해졌다. 흔히 식욕이 줄고 우유생산량이 떨어지게 하는 질병은 고생산성 개념과 병존할 수 없다. 광우병이 새로운 각성의 기초를 놓았고, 구제역이 그 방아쇠를 당긴 것이다.

광우병

이 두가지 중에서 좀더 우려스러운 것은 광우병이다. 소 해면상 뇌증(BSE)이라는 과학적 용어는 이 병이 뇌에 구멍이 가득 생기는 병임을 말해준다. 이것은 전염성 해면상 뇌증(TSE)이라는 진행성 신경교란증의 범주에 속한다.

인간의 치명적인 신경계 교란증인 크로이츠펠트 야콥병(CJD)도 이 범주에 속한다. 이 무서운 병의 새로운 변종이 잠정적으로 광우병과 관련이 있는 것으로 알려졌을 때 사람들이 경악한 것은 이해할만한 일이다. 오늘날 광우병에 걸린 소고기를 사람이 먹으면 CJD의 변종에 걸릴 수 있다는 믿음이 여전히 널리 퍼져있다. 진짜 CJD는 주로 노인에게 오는 데 비해서 그 변종은 젊은 사람들에게도 나타난다. 그 병은 기분이 현저하게 변하는 것으로 시작해서, 마비가 오고 신체동작을 통제할 수 없게 되고 곧 무시무시한 죽음을 맞게 한다. CJD 변종에 걸린 사람은 보통 증상이 나타난 지 4개월 만에 죽는다. 치료법은 없다.

광우병이 그토록 널리 두려움과 공포를 일으키는 데는 많은 이유가 있다. 하나는 광우병과 CJD 사이의 관계가 분명치 않은 채로 있기 때문이다. 분명치 않은 것이 많을수록 공포는 커진다. 이 병을 일으키는 병원체가 아직 확실히 알려지지 않았다는 사실이 신비를 더욱 키우고 있다. 그것은 바이러스도 아니고 박테리아도 아니다. 오직 단백질로만 구성되어 있을 뿐인 '프리온'이다. 현재 가장 우세한 이론은 프리온이 정상적인 단백질 분자를 단순히 그 형태를 바꾸도록 유도하여 위험한 분자로 바꾸어놓는다는 것이다. 그것은 병원체 중에서 가장 끈질긴 것으로, 박테리아나 바이러스는 쉽게 제거되는 조건에서도 생존할 수 있다.

또하나 불안의 이유는 사망률 100퍼센트인 TSE는 사람에게서 잠복기가 아주 길다는 점이다. 소고기를 먹은 사람이 불안을 떨쳐버리기가 쉽지 않을 것이다.

TSE가 초래한 불안은 유럽에 국한되어 있지 않다. 일본에서도 최소한 환자 한명이 발생했다. 광우병도 변종 CJD도 아직 발견되지 않은 캐나다와 미국 같은 나라에도 불안은 있다. 영국에서 그 병의 원인이 된 것으로 생각되는 조건들 대부분이, 북미 대륙에도 존재하기 때문이다. 미국에서 유사한 질병이 발생하면 그것은 더욱 큰 재난이 될 것이다. 광우병 발생 이전에 영국에는 소가 약 1,000만마리 있었다. 미국에는 1억마리 이상의 소가 있다. 이 병이 미국에서 발생하지 않고 있는 것은 오직 우연일 뿐일 것이다.

특정 약품과 백신들 — 특히 소아마비·디프테리아·파상풍 백신 같은 것들이 광우병을 옮길 수 있는 물질로 제조된다는 사실이 드러났을 때, 숨어있던 불안은 더욱 커졌다. 실제로 소에서 나온 물질을 사용함으로써 변종 CJD 같은 병을 일으킬 위험은 어느 정도일까? 여러가지 요인을 고려해야 한다. 사용된 소의 조직의 양과 성격, 그 소가 언제 어느 나라에서 온 것인지가 포함된다. 영국산 태내 송아지 혈청, 유럽산 소고기 국물, 혹은 미국산 소에서 추출된 물질을 사용했는지에 따라서 위험의 정도를 평가할 수 있다. 가장 비관적인 평가에 따르면, 400만명의 아이들, 즉 미국에서 동시에 태어나는 아이들 모두에게 백신접종을 할 때 5,000명마다 한 명의 변종 CJD가 발생할 수 있다.

광우병 소를 먹어서 변종 CJD에 걸릴 위험을 오늘날까지 아무도 진지하게 평가할 수 없었다. 증상이 드러나는 데는 아마도 아직 잘 이해되지 않고 있는 유전적 민감성과 관련이 있을 것이다. 지금까지 변종 CJD 환자로 밝혀진 사람들은 아마도 유전적으로 잠복기가 짧은 사람들일 거라는 주장이 있다. 그러므로 우리는 훨씬더 많은 환자들을 예상해야 한다. 사실상 환자의 수는 식품을 통해 발병할 것으로 예상되는 수보다 훨씬 적은 것 같다.

저절로 스크래피병에 감염된 양과 염소에 대한 검사에 따르면 TSE가 옮겨지는 가장 효과적인 경로는 직접적인 주입을 요하는 경로이다. 대뇌에 주입하는 것이 가장 효과적이고, 입으로 먹게 하는 것이 가장 비효과적이다. 또 무게를 기준으로 해서 양의 뇌는 양의 근육보다 감염성이 1억배 더 높다. 우리는 소의 경우도 마찬가지라고 가정할 수 있다. 따라서 소의 뇌가 1그램당 1,000만

단위의 감염인자를 가지고 있다면 비프스테이크에는 감염인자가 0.1 단위 있다고 추정할 수 있다. 크기의 순서로 생각하는 것이 어렵지만 필요한 일이다.

새로운 물결

광우병이 인류의 건강에, 특히 아직 태어나지 않은 세대에게 얼마나 큰 위협인지를 생각할 때, 10년 넘는 세월 동안 광우병이 미디어에서 차지한 공간은 적절치 못한 것 같다. 그러나 널리 퍼져있는 불안이 새로운 각성을 위한 조건을 이루는 데 도움이 되었다.

이 갑작스런 각성은 산업영농에 보편적으로 관심을 기울이게 만들었다. 이제 아주 공식적인 보고서에서조차 산업영농이 분명한 표적물이다. 관련 장관들에게 보낸 한 영국 보고서는 "BSE는 집약적 농업 — 동물단백질을 재활용하여 반추동물 먹이에 포함시킨 — 의 결과로 유행병이 되었다. 수십년간 묵인되어온 이 관행이 재앙의 원인이었다"라고 결론을 내렸다. 그리고 뒤따라서 구제역이 갑작스럽게 일어났다. 농업의 역사에서 새 장을 열 시기가 무르익은 것이다.

그런 폭발적인 각성은 밀물과도 같은 효과가 있다. 도축업자들이 부루퉁해 있는 동안 슈퍼마켓에서는 하룻밤 사이에 파스타, 쌀, 생선의 매출이 올라갔다. 미디어나 사사로운 대화에서 단번에 산업영농에 관련된 많은 문제들이 재고되었다. 소, 돼지, 양과 말 등 모든 축산물에 대하여 갑자기 뉴스에 새로운 품목이 나타났다. 느닷없이 20세기 초 앨버트 하워드가 인도에서 했던 굉장한 실험이 망각으로부터 들추어졌다 — 하워드는 여러 무리의 황소들의 전반적인 건강과 복지를 목표로 새로운 관리방법을 도입했다. 그는 이 건강한 소들을 그 당시 인도에 풍토병으로 존재하던 여러 질병에 노출시켰다. 그 황소들은 구제역에 걸린 동물과 직접 코를 맞대는 접촉을 하게 했다. 감염은 전혀 일어나지 않았으므로 하워드는 "구제역의 발생은 나쁜 축산 방법의 확실한 표시"라고 결론지었다.

2001년 켄터키의 블루그래스 지역 전역에서 알 수 없는 병으로 망아지 수백마리가 죽었을 때, 한 말 질병 전문가는 재빨리 그것이 BSE나 구제역과는 아무 상관이 없음을 강조했다. 양계업과 가금류의 질병에 관한 글들도 많이 쏟아져 나왔다. 곡물농사, 채소농사, 과일농사에 관한 것들도 화제가 되었다. 농약, 제초제, 살균제, 화학비료에 관련된 위협에 관해서도 많은 논의가 일어났다. "유기농산물을 먹어라"가 슬로건이 되었다.

2. 주요 관심사들과 최근의 큰 사건들

농업의 역사에 새로운 국면을 불러들인 전염병과 대규모 도살에 대해 말한 다음에, 우리는 우리의 주된 관심사가 무엇이 되어야 하는가를 염두에 두어야 한다. 강력한 정보전달 수단의 시대에 흔히 최근의 큰 사건에만 주의를 집중하게 된다. 그래서 우리는 주된 관심사들에 대해 제대로 우선순위를 매기지 못하는 것이다.

공중보건의 관점에서 우리는 수많은 지용성 화학합성물에 의한 자궁내 오염에 대해 관심을 가져야 한다. 이 화학물질 다수는 산업영농, 특히 살충제 및 세추제와 긴밀히 관련이 있다. 그것이 화학적으로 어떤 족(族)에 속하든 간에 모두 지용성이다. 그들 중 다수는 아주 오랫동안 남아있다. 그것들은 우리의 지방조직 속에 축적된다. 우리 모두는 몸 속에 대부분 폴리염화 화학물질인 수백가지 인공적 합성물질을 가지고 있다. 그것들은 50년 전에는 존재하지도 않았던 것들이다.

자궁내 오염문제의 중요성을 예견하기 위해 우리는 먼저 건강과 질병에 관한 우리의 이해에 지난 15년간 어떤 진전이 있었는지를 상기해야 한다. '초기' 건강연구 자료은행을 한번 훑어보기만 하면 누구라도 우리의 건강이 상당한 범위까지 태내에서 형성된다는 것을 확인할 수 있다(www.birthworks.org/primalhealth 참조). 이 자료은행에는 성인일 때나 사춘기, 혹은 유년시절의 건강상태와 그 사람이 태아인 동안에 일어난 일과의 상관관계를 알아낸 수백가지 연구가 있다. 그런 연구들은 의학과 건강과학의 모든 분야에서 발견된다. 그것들은 현재의 분류법에 따르면 상관관계가 없는 것이고 그런 이유로 의학적·과학적 문헌들에서 찾아내기 어렵다. 그중 몇가지는 자궁내 오염이 여러가지 장기적 영향을 미친다는 사실을 보여준다. 연구들은 산업영농에 관련된 화학물질에 의한 자궁내 오염은, 아직 임신되지 않은 세대들의 건강에조차 주된 위협임을 암시한다. 이런 경고들은 심각하게 받아들여야 한다. 의학의 여러 분야에서 나오고 있기 때문이다.

신경과 지능발달

우리가 처음 자궁내 오염이 신경과 지능발달에 미치는 영향에 대해 알게 된 것은 간접적인 경로를 통해서였다. 모유오염의 영향을 알아보는 것이 주목적이었던 연구를 통해서였다. 이런 종류의 오염은 쉽게 검토할 수 있는 것이고, 따라서 잘 조사되어 있었다. 널리 퍼져있는 합성화학물질이 모두 지용성이므로 그것이 모유에 들어있으리라는 것은 예상할 수 있다. 한편 분유의 지질은 무시할 수 있는 양의 PCB들과 기타 폴리염화 화학물질들이 들어있는 야채에서 추출된 지질로 대체되어 있다. 여기서 첫째로 생기는 질문은, 잘 알려져 있는 모유의 이점이 PCB 등의 화학물질에 노출되는 위험보다 큰 것인가 하는 것이다.

이 단순한 질문에 대답을 하는 데 특히 도움이 된 것은 네덜란드 연구자들이다. 1995년에 출판된 네덜란드의 첫 연구는 18개월 된 어린이 418명의 신경발달에 관한 것이다. 그중 절반은 모유를 먹었고(적어도 6개월간) 반은 분유를 먹었다. 탯줄과 양수에 들어있는 PCB를 조사하여 출생 전 노출 정도를 측정하였다. 출생 후의 노출을 평가하기 위해 모유와 분유에 들어있는 화학물질을 측정하였다(분유에서는 검출되지 않았다). 관련된 많은 요소들을 조사한 뒤의 결론은, 18개월 된 아기의 신경상태에 부정적인 영향을 미치는 것은 출생 전 PCB 노출인 것으로 나타났다. 한편 모유를 통해 화학물질에 노출됨으로써 일어난 부정적인 영향은 발견되지 않았다. 오히려 모유는 아기의 동작의 유연성에 긍정적인 영향을 주었다. 그런 연구결과는 신경발달에 관련해서는 태내오염이 모유오염보다 아기들에게 아마도 더 심각한 위협이 된다는 것을 말해준다.

1996년에 출판된 네덜란드의 또 한 연구도 앞의 것과 공통점이 많고 유사한 결론에 이르고 있다. 즉 모유의 이점이 모유오염의 부정적 영향보나 더 크며, 출생 전 화학물질에 노출되는 문제에 주의를 기울여야 한다는 것이다. 1996년 이후로 해마다 새 자료가 보충되어 추적조사는 42개월과 6년으로 연장되었다. 결론의 주요 부분은 그대로이다.

미국의 11살짜리 어린이들의 지적 능력에 관한 한 권위있는 연구는 네덜란드의 조사결과를 확인하였다. 연구자들은 미시간 호수의 PCB로 오염된 물고기를 먹은 어머니들에게서 태어난 아기

212명을 조사했다. 그 PCB는 말할 것도 없이 인간활동, 특히 집약적 농업의 결과이다. 출산 시 그 어머니들의 혈액과 모유에 들어있는 PCB 양은 일반인들보다 약간 많았다. 아기들의 출생 전 노출은 제대혈의 오염 정도와 산모의 혈액, 모유의 오염 정도를 고려하여 평가하였다. 아이들이 11살이 되었을 때 IQ와 성취도 검사를 했다. 사회경제적 여건 같은 요소들을 고려한 뒤에도 태중에서 PCB에 노출된 아이들은 IQ 지수가 낮았다. 가장 영향이 많은 분야는 기억력과 주의집중능력이었다. 가장 심하게 노출된 아이들은 IQ가 낮을 확률이 세배였고, 독해능력이 적어도 2년 정도 뒤떨어질 확률이 두배였다. 태반을 통해서보다 모유를 통해서 더 많은 양의 PCB가 전달되지만, 결함은 출생 전 오염에 관련해서만 발견되었다.

치아발달

치아는 태아기 중의 그 형성단계에서 아주 취약하다.

1980년대 초기부터 핀란드의 치과의사들은 폴리염화 화학물질들이 치아발달을 어떻게 저해하는지 조사하고 있었다. 그들은 많은 어린이들이 색이 변하고 무르며 제대로 발달되지 않은 어금니를 가지고 있는 것을 알게 되었다. 정상적인 단단한 법랑질 층이 없어서 치아가 썩었다. 그들은 타이완에서, 사고로 화학물질들에 노출된 경우의 영향을 조사했다. 인구 전체가 폴리염화 화학물질에 오염된 식용유를 섭취했다. 당시 임신 중이었던 어머니의 아이들은 핀란드의 아이들과 유사한 치아문제를 가지고 있었다. 이 사실을 실마리로 하여 핀란드 치과의사들은 쥐들을 그런 화학물질에 노출시키면 치아의 경조직 발달에 결함을 초래한다는 것을 실험으로 증명했다.

폴리염화 화학물질에 노출된 정도를 보여주는 지표로 치아를 이용할 수 있는지 알아내기 위해서, 6~7세 아이들 102명의 치열을 조사하여 저미네랄 법랑질 결함이 있는지 알아보았다. 검사의 표적은 영구치 작은어금니였다. 손상의 정도는 백악질 손상에서 부분적인 법랑질 상실에 이르기까지 다양했다. 치아손상은 다량의 폴리염화 화학물질에 노출된 경우가 소량에 노출된 경우보다 심했다.

이 연구는 저미네랄 치아결함은 출생 전 화학물질에 노출된 정도를 보여주는 가장 좋은 지표일 수 있다는 것을 암시한다. 아주 적은 양에 노출된 후에도 결함이 나타나며, 그런 결함이 여러 해가 지난 뒤에도 진단될 수 있기 때문이다.

남성 생식관이 위험하다

과학자들은 최근에 많은 인공화학물질들, 특히 살충제, 농약, 제초제, 살균제, 화학비료들이 서로 상승작용을 하며 호르몬들과 유사한 작용을 한다는 것을 알게 되었다. 더 정확히 말하자면 그것들은 여성호르몬인 에스트로겐과 유사한 작용을 한다. 그래서 남성 생식관이 위험한 것이다. 남성 생식관 이상현상이 증가하는 것도 그 때문이다. 지금까지 달리 그럴듯한 설명이 제시된 바 없다.

여러 산업국가들에서 고환이 내려오지 않는 소년들의 수가 늘어난다는 유사한 보고가 있다. 스페인에서는 그레나다 지방의 몇 지역에서 고환이 내려오지 않는 비율을 비교했다. 이 선천적인 결함은 수술로 교정이 되기 때문에 그 빈도를 조사하기는 쉽다. 그러나다 지방의 과일과 채소에 사용하는 농약은 스페인 전체에서 사용하는 양의 51퍼센트이다. 지중해 연안을 따라 많은 지역에서 비닐하우스 농작물 재배가 널리 퍼져있다. 비닐하우스 안에서 일하는 사람들은 (임신한 여성을 포함하여) 높은 수준의 농약에 노출된다. 위에 언급한 수술 건수는 농약 사용이 많은 지역에서 현저하게 많은 것으로 드러났다.

요도의 입구가 아래에 있는 것과 같은 음경의 기형도 더 빈번하다. 미국에서 나온 최근의 분석자료는 이런 기형의 발생비율이 미국의 네 지역 모두에서 1970~1993년 동안 거의 두배가 되었음을 보여주었다. 같은 기간 동안에 고환암의 비율도 증가했다. 오늘날 대부분의 고환암은 출생 이전의 발달장애의 장기적 영향이라고 일반적으로 인정되고 있다. 20세기 중반 이래로 정자의 수가 급격히 감소한 것과 정액의 질이 저하된 것은 남성 생식관의 취약성을 보여주는 흥미로운 신호이다.

이 모든 화학물질이 '에스트로겐을 흉내 내는 물질'이라면 그것들이 더욱 섬세하게 여성 생식체계의 발달을 간섭할 수 있을 것이다. 벨기에에서 나온, 성적 조숙성에 대한 연구가 그것을 암시한다. 연구자들은 사춘기가 지나치게 이른 소녀 145명 중에서 39명이나 되는 아이들이 4~5년 전에 22개 개발도상국에서 이민 온 아이들임을 알아냈다. 인종이나 국가 배경과는 관련이 없었다. 이 소녀들은 모두 혈액 중 DDE의 함량이 높았다. 그것은 유기염화물 DDT에서 나온 화학물질로, 개발도상국들에서 아직 사용되고 있다.

남성 태아가 위험하다

남성 생식관이 위험에 처해있을 뿐 아니라 남성 태아들의 생명도 전보다 훨씬 위험하다. 물론 임신 초기에 남아 태아는 여아 태아보다 죽을 확률이 항상 더 높다. 1983년에 T. 해솔드의 조사에 따르면 여아 100명당 남아 132명의 유산이 있었다. 이것은 유산의 비율이 증가하면 여성 대비 남성의 비율은 감소한다는 것을 의미한다. 바로 그런 일이 오늘날 일어나고 있다.

산업국가들의 최근의 보고에 따르면 지난 30년간 남성의 비율이 현저하게 줄었다고 한다. 1950년대와 1990년대 사이에 덴마크와 네덜란드의 신생아들 중에서 남아는 계속해서 줄었다. 1970년대에서 1990년대까지 캐나다와 미국에서도 같은 현상이 있었다. 이 기간 동안 캐나다에서는 1,000명의 신생아 중 2.2명의 남아가 사망했다. 미국에서는 신생아 1,000명당 남아 1.0명이 줄었다. 라틴아메리카 나라들에서도 1970년대 이래로 남아의 비율이 감소했다. 핀란드와 이탈리아에서도 그와 같은 경향이 보고되었다. 출생전 오염이 주원인일 가능성이 아주 크다. 1976년 이탈리아 세베소에서 있었던 산업사고 — 그 지역이 가장 심하게 폴리염화 화학물질에 노출된 — 에 뒤따른 보고서들이 이런 해석을 뒷받침하고 있다. 1977년과 1984년 사이에 그 사고의 영향 범위 안에서 여아 48명, 남아는 26명만이 태어났다.

최근까지 남아 태아가 유산되는 수가 증가하는 것이 출산 비율의 변화를 가져온 원인으로 설명된다. 일본 인구통계자료가 반박의 여지없는 증거를 제시했다. 태아의 성별을 알 수 있는 임신 12주 이후의 유산 건수 조사에서, 12주에서 15주 사이의 유산된 남아는 여아 1명당 1966년에 2.52명, 1976년에 3.10명, 1986년에 6.19명 그리고 1996년에는 10.01명이었다. 다시 말해서 1996년 일본에서 같은 연령대의 여아 한명당 남아 10명이 없어진 것이다! 그런 차이에 대한 유일한 설명이 자궁내 오염이다.

농부들에게서 배우기

상당수의 농부들은 살충제, 농약, 제초제, 살균제, 화학비료 등에 굉장히 많이 노출되며, 따라서 다양한 지용성 화학물질에 노출된다. 사실은 직업이 무엇이든 간에 우리 모두는 체내에 그런 오염물질을 수백가지 가지고 있다. 노출 정도가 평균보다 높은 경우에 그 영향을 알아보기가 쉬운 것뿐이다. 그래서 농부들에 관한 조사가 특별히 유용한 것이며, 그것을 우리는 심각하게 보아야 한다.

몬트리올에서 최근 출판된 소아백혈병에 관한 연구결과는 자궁내 환경의 중요성과 함께, 인간이 아직 임신되지도 않은 세대의 건강에까지 영향을 미치고 있다는 것을 깨달아야 한다는 점을 상기시켰다. 그 보고에 따르면 남자가 지용성 화학물질에 많이 노출되면 그의 아이가 가장 흔한 소아암인 임파선 파괴 백혈병(lymphoblastic leukaemia)에 걸릴 확률이 증가한다. 연구결과는 살충제 일반과 살균제, 화학비료와 그 병이 통계적으로 유의미한 관계가 있음을 보여준다. 몬트리올 연구는 소위 '남성을 통해 전달되는 발달장애 독성'에 관한 극적인 예를 제공하는 것으로 우리는 그것을 중요시해야 한다. 오늘날 이런 종류의 소아암의 원인이 보통 출생 이전에 있다는 것은 다양한 관점에서 확인되었다.

아버지가 살충제에 노출됨으로써 아이가 성장하는 데 결함이 발생할 위험이 증가할 뿐만 아니라 부부의 수태능력도 저하될 수 있다. 시험관 임신을 원하는 652쌍의 네덜란드 부부를 대상으로 1991년에서 1998년 사이에 직업과 생활스타일 요인들에 대한 설문조사를 하였다. 16명의 남자가 직업상 살충제에 노출되어 있었다. 흡연, 카페인 섭취, 음주 그리고 다른 직업상의 노출 등을 고려한 후에도 살충제와 수태능력 간에는 통계적으로 깊은 관계가 있었다.

건강에 대한 합성 화학물질의 직접적인 영향을 보여주는 이런 조사들은 우리가 오염과 건강에 관한 문제를 제기할 때 아직 임신되지 않은 세대의 건강에 중점을 두어야 한다는 것을 뜻한다. 실제적인 관점에서는 또 오늘날 임신 전 준비프로그램이 우리시대에 맞는 새로운 관심사에 기초를 두어야 한다는 것을 의미하기도 한다. 전통적 사회에서 아기를 임신하기 전의 주된 관심사는 한 영혼을 맞이하기 위한 가능한 최상의 조건을 만드는 것이었다. 1980년대에는 미네랄 불균형과 중금속 오염이 초점이었다. 1990년대에 우리는 엽산 보충으로 척추파열 같은 기형의 위험을 줄일 수 있다는 것을 알았다. 2000년대에는 "아기를 임신하기 전에 신체의 지방조직을 바꾸는 것이 가능한가?" 같은 이상한 질문을 하게 되었다. 우리의 '아코디언'은 이런 새로운 관심사에 적응하려는 시도이다.

최근의 전지구적 놀람(Aha!)의 근원에 있는 사건들을 종합하고 인간의 건강에 대한 주된 위협들을 분석하고 나서 이제 우리는 인간의 유추적 추론능력을 발휘해야 한다. 우리는 산업화 과정의 또 다른 측면, 즉 산업적 출산을 새로운 눈으로 바라볼 준비가 되었다고 느낀다. 우리는 유추적 추론을 위한 필요한 기초를 갖추었다. 인간지능의 컴퓨터화 모델 전문가들 사이에서 유행하는 용어를 사용해도 좋을 것 같다. 지금 우리는 '소스'(산업영농)를 갖고 있다. 이제 '타깃'(산업적 출산)을 바라보기로 하자.

3. 소스와 타깃

가장 유명한 예

인류 역사상 가장 유명한 깨달음의 순간도 유추적 추론의 효과였다. 헤이론 왕은 아르키메데스에게 문제를 제시했다. 왕은 한 장인에게 금을 주고 새로 왕관을 만들게 하였다. 완성된 왕관은 왕이 준 금과 같은 무게였지만 왕은 장인이 보다 값싼 은을 왕관 속에 넣고 금 일부를 차지하지 않았는지 의심했다. 물론 아름답게 만들어진 왕관을 잘라보고 싶지는 않았다. 왕은 간접적인 방법으로 알아내고 싶었다. 아르키메데스는 생각해보겠다고 약속했다.

며칠 후 아르키메데스는 공중목욕탕에 갔다. 그가 욕조에 들어가 앉자 그의 몸만큼의 물이 넘쳤다. 왕관의 부피를 알아낼 수 있는 방법이 번개처럼 그의 머리에 떠올랐다. 그는 이 발견에 너무 흥분한 나머지 뛰어 일어나 알몸으로 "유레카, 유레카(알았다, 알았다)"라고 외치며 거리를 달려갔다. 왕관의 부피가 같은 무게의 금의 부피보다 크면 그 속에 금보다 비중이 낮은 금속이 섞여있다는 뜻이 된다.

아! 하는 깨달음을 위한 모든 조건이 이상적으로 결합되어 있었다. 목욕탕에 간 것이 왕을 만난 후의 일이었고 아르키메데스는 문제를 풀지 못하는 게 아닌가 하고 걱정하고 있었을지 모른다. 거기에 유추적 추론이 개입하였다.

인간의 한가지 특징

유추의 과정을 분석하고 설명하기는 쉽다. 우선 '소스'가 있다. 그것은 우리에게 친숙한 어떤 지식이다. 오늘날 산업영농을 '소스'로 사용할 수 있다. 세계 어느 곳에서나 우리는 현대 농업의 여러 면에 대한 말을 듣는다. 산업영농의 한계를 모두가 인식하는 단계에 도달한 것이다.

유추의 과정에는 '타깃'이 있다. 이것은 보통 '소스'와 많은 유사점을 가지고 있으면서 그만큼 친숙하지는 않고 좀더 복잡한 어떤 지식이다. 두가지의 유사점을 관찰함으로써 우리는 후자에 관한 지식과 이해를 높일 수 있다. 우리는 또 새로운 깨달음의 발현을 더 쉽게 만들 수도 있다. 우리의 타깃은 산업적 출산이다. 산업영농과 산업적 출산은 많은 공통점을 가지고 있다. 같은 현상의 두가지 면모라고 주장할 수조차 있다. 하나는 인간이 아닌 생물에 관한 것이고, 다른 하나는 인간에 관한 것이다. 둘 다 자연의 법칙을 벗어난 전형적인 경우들이다.

유추는 과학, 교육, 정치, 문학, 예술 등에서 사용되는 인간의 기본적인 추론과정이다. 웅변가나 설교자들이 청중들에게 확신을 주려고 널리 사용한다. 유추적 인식은 창조성의 필수요소이다. 그것은 여러 문화권에 두루 존재하는 인간의 특성이다. 최근의 연구는 세살짜리도 유추문제를 풀 수 있다는 것을 보여주었다. 새로운 인식은 항상 유추적 추론을 암시한다.

새로운 경향

인류가 최근에 경험한 가장 인상적인 깨달음의 순간은 수많은 유추의 효과이다. 그것은 몇 안되는 새로운 사실로 시작되었다. 우리는 1986년 BSE를 유행병으로 만든 요소가 양의 고기와 뼈가 소 사료에 포함된 것임을 알게 되었다. 그때로부터 축산과 농업에 관련된 모든 뉴스는 수많은 유추에서 또하나의 단계를 시작하게 되었다. 예를 들어, 유전자조작 식품에 관한 미디어의 폭풍도 그렇게 설명할 수 있는 것이다. 어류양식에 관련된 여러가지 문제들이 갑자기 들추어진 것도 그렇게 된 것이다. 벌 치는 사람들이 꿀을 뜨기 위해 일시적으로 벌을 둥지에서 내몰거나, 박테리아에 의한 질병을 막거나 진드기를 없애기 위해서 벌통에 화학물질을 넣을 수 있다는 것을 알게 된 것도 그래서이다.

오늘 우리는 이 경향을 방해하지 말아야 한다. 그것이 계속되도록 해야 한다. 그것을 거들고 확장시키는 것이 우리의 임무이다. 인류의 미래가 위험에 처해있다.

4. 농업과 출산의 유사점들

역사를 잠시 살펴보면 산업영농과 산업적 출산 사이의 유사점을 쉽게 부각시킬 수 있다. 두 현상은 모두 20세기 동안에 나란히 발전되었다. 수천년 동안 우리 문명의 기초가 되었던 자연 정복이 갑자기 다른 의미를 갖게 되었다. 문턱을 하나 넘어선 것이다.

오래된 목표와 초보적인 도구들

과거의 농부들은 경작하는 식물이 햇볕을 받을 수 있도록 다른 식물을 제거할 때, 식물이나 동물을 보호하려고 울타리를 치거나 지킬 때, 또는 도끼, 뾰족한 막대기, 밧줄, 칼 등을 사용할 때 이미 효율적인 농사방법을 쓰고 있었다. 소를 몰아 땅을 가는 것 등, 농사의 효율화 과정에는 결정적인 단계들이 있었다. 그러나 우리가 산업영농이라고 부르는 것은 20세기의 현상이다.

그와 마찬가지로 알려져 있는 모든 인간사회는 아득한 옛날부터 출산의 생리학에 개입해왔다. 가장 초보적인 도구는 믿음과 의식(儀式)이었다. 이런 도구들은 아기 분만과 후산 사이의 과정을 교란시키는 데 특히 효과적이었다. 예를 들어, 여러 문화권에 존재하는 초유가 오염되어 있다거나 해롭다는 믿음은 갓 태어난 아기를 즉각 어머니에게서 떼어놓아야 한다는 것을 뜻한다. 그 결과는 포유류 어미의 보호본능과 공격본능에 대한 도전이다. 그런 믿음은 태반이 배출되기 전에 서둘러 탯줄을 끊는 의식(儀式)과 떼어서 생각할 수 없는데, 이것이 보통 출산을 돕는 사람의 역할이다.

출산을 도와주는 사람이라는 개념은, 사람들이 보통 믿는 것보다 아마 더 근래의 것이다. 뉴기니의 에이포 족들에 관한 기록필름과 농경시대 이전 사회에 관한 기록들은 과거에 어머니들이 사람들을 피해서 혼자 아기를 낳았던 때가 있었음을 보여준다. 아기를 낳는 어머니들에게 프라이버시는 다른 유인원들에게보다도 기본적으로 더 필요한 일이었다. 그런 상황에서 인간이 가진 가장 큰 불리한 점을 염두에 두어야 한다. 즉 크게 발달한 뇌의 한부분(신피질)이 보다 원시적인 뇌의 활동을 방해하는 경향이 있다는 것이다. 자신이 관찰되고 있다고 느끼면 그의 신피질(지능의 두뇌)은 뒷자리에 물러나 있을 수 없다.

아마도 때때로 덤불 속에서 혼자 아기를 낳던 젊은 산모가 마지막 순간에 어머니에게 도움을 청하는 일이 있었을 것이다. 그것이 산파의 시작이었다. 산파는 본래 어머니를 대신하는 인물이었다. 산파가 생겨나자 악순환이 시작되었다. 산파의 존재는 프라이버시의 필요를 방해하고, 따라서 출산을 더 어렵게 만드는 경향이 있다. 그러면 더욱 도움을 받아야 할 필요가 생긴다. 많은 사회에서 산파는 배를 주무르거나 배를 눌러대거나 혹은 손으로 자궁경

부를 벌리는 등 적극적으로 분만과정에 개입했다. 포유류의 출산 시 홀로 있을 필요를 무시하는 광범위한 경향이 출산의 사회화를 초래했다. 겸자(鉗子) 같은 도구의 발명과 출산 시에 의료인이 참석하는 것은 출산의 역사에 결정적인 단계였다. 그러나 우리가 산업적 출산이라고 부르는 것 역시 20세기의 현상이다.

산업영농의 폭발적 발달

1900년대 초가 되면 산업영농의 폭발적 발달이 시작된다.

앞으로 산업영농의 상징이 될 것이 사실 한세기 동안 지속되었다. 시카고의 고기 포장업체인 스위프트 회사는 이미 백년 전에, 동물 사체(死体)를 가공한 단백질과 지방으로 사료를 대량생산한 최초의 회사이다. 그런 사료의 사용은 영국 같은 나라에서 실제로 외국으로부터 식물사료를 수입하기가 어려워진 제2차 세계대전 동안에 시작되었다. 영국에서 소들에게 이와 같이 가공된 단백질을 하루에 4파운드나 먹였다. 1970년대 중반에 이르자 미국에서도 식물성 단백질의 가격이 너무 올라서 가공된 동물단백질은 소 사료로서 점점더 인기를 얻었다. 그러나 유럽에서만큼은 아니었다.

산업영농의 진보는 일련의 두드러진 기술발달과 연관되어 있다. 노동력을 절감하는 기계류를 이용하려면 거대한 투자가 필요하다. 따라서 트랙터, 콤바인 추수기, 탈곡기 등을 더욱더 큰 농장에 집중시킬 필요가 생긴다. 집약적인 농업은 화학비료, 제초제, 살충제 그리고 동물에 사용하는 호르몬제, 항생제, 화학약품 등의 사용으로 화학 및 제약산업의 발달을 가져왔다. 산업영농의 가장 전형적인 면은 '과학적으로' 그리고 전자적으로 소에게 먹이를 주는 것이다. 각각의 소에게 할당된 먹이는 체중, 나이, 우유생산량 등을 고려하여 결정된 배합사료이다. 이런 정보가 입력된 컴퓨터 칩을 소 목걸이의 꼬리표에 내장한다. 컴퓨터가 그 꼬리표를 읽고 바로 정해진 성분의 자료를 정해진 양만큼 쏟아준다.

산업적 출산의 폭발적 발달

산업적 출산의 빠른 발달이 가시적으로 된 것도 역시 1900년대 초이다. 처음에는 유럽보다 미국에서 더 눈에 띄었다. 대서양 양쪽 모두에서 첫째로 의사들이 출산과정을 점점더 통제하게 되었다. 영국 같은 나라에서 조산원 법이 산파와 의료전문가 사이의 공식적인 연결을 확립하였다. 그 법은 의학잡지에서 역사적인 논란과 끝없는 조정이 있은 뒤에 1902년에 국왕의 재가를 받았다. 그 법은 조산원이 의사의 보조적인 역할을 한다는 것을 제도화하였다. 그때 미국에서는 의사들이 이미 출산 과정을 장악하고 있었고, 산파의 지위와 역할은 빠르게 줄어들고 있었다. 산파란 그때 이미 소위 무식하고 문맹인, 이민 온 여자들을 연상시키고 있었다. 그들에게 적절한 훈련을 시키는 것은 문제가 아니었다. 산파들을 없애버리려는 의도가 '보다 나은 보살핌'이라는 주장에 숨겨져 있는 한편, 경제적인 이유도 있었다. 산파들 때문에 의사들의 일이 그만큼 적을 뿐만 아니라 산파들의 고객이 대부분 가난한 사람들이었으므로 새로운 산과의사들을 훈련시킬 재원이 또한 줄어들었다. 그러한 문맥에서 병원출산은 유럽에서보다 일찍 널리 퍼지게 되었다.

미국의 산과학 교수 조셉 들리이는 산업적 출산의 도래에 두드러진 역할을 하였다. 그는 많은 산과학 교과서의 저자이고, 인기 있는 강연자이며, 많은 산과 도구들을 만들어내거나 개선하였다. 1920년에 쓴 유명한 글과 동료 산과의사들을 대상으로 한 '겸자의 예방적 사용'이라는 제목의 강연에서 그는 '분만은 병리적 과정'이라고 지적했다. 그는 모든 출산에서 겸자와 회음절개를 일상적으로 사용하도록 권했다. 그는 '환자'에게 진정제를 투여해야 하고, 태아가 산도에 들어서면 에테르를 주입해야 하며, 후산을 촉진하기 위해 맥각(ergot)이나 다른 도구를 사용하고 그것을 구두주걱을 사용하듯이 하여 끌어낼 것을 제안했다. 들리이의 논문은 미국에서 아주 영향력이 있어서 1930년대가 되자 '예방적 산과학'이 표준이 되었다.

역시 세기 말경에 독일에서 약물과 모르핀과 스코폴라민 혼합물의 효과에 대한 연구가 시작되었다. 많은 미국 산모들은 통증이 전혀 없는 분만이라는 것에 매혹되어 1차대전이 시작되고 있는 동안 독일 프라이부르크로 아기를 낳으러 갔다. 그들은 돌아와서 '황혼의 잠'을 선전했다. 그 방법은 처음에 진통이 시작될 때 모르핀을 주입하고 기억을 잃게 만드는 약인 스코폴라민을 투여하여 무슨 일이 일어나고 있는지를 잊게 만든다. 두번째 단계에서 의사는 에테르나 클로로포름을 준다. '황혼의 잠'을 위한 선전은 아주 성공적이어서 산모들이 병원을 찾아오게 만들었고, 동시에 진통과 분만 중의 산모들을 더 다루기 쉽게 하면서 다른 기술들을 사용할 수 있게 했다. '황혼의 잠'의 도래와 함께 병원출산은 더 비개인적인 것으로 되었다. 의료진은 스코폴라민의 영향으로 산모들이 아무것도 기억하지 못할 것으로 믿고 그들의 '환자'를 무시하는 경향이 있었다. 한편, 모든 출산을 가능한 한 규격화할 수 있다는 것은 빠르고 고통없는 출산을 원하는 여성들에게 반가운 것일 수 있었다. 출산은 하나의 일관작업이 되었다. 조셉 들리이가 장려하였고, '황혼의 잠'의 인기와 연관된 예방적 산과학의 개념은 산업적 출산이 2차대전 훨씬 전에, 적어도 미국에서 확립된 이유를 설명해준다.

산업적 출산은 20세기 중반에 새로운 국면에 들어섰다. 일련의 기술적·과학적 진보의 영향이었다. 1950년대에 아래쪽을 절개하는 제왕절개술이 고전적인 방법을 대신했다. 새로운 기술의 원칙은 자궁경부의 바로 위쪽, 임신 말기에 나타나고 발달하는 소위 '하위 구역' 위치에서 자궁을 절개하는 것이다. 이전에는 자궁 본체를 수직으로 절개했었다. 이런 새로운 수술기술은 전후(戰後) 마취학의 새로운 방법과 수혈방법, 일정량의 액체를 규칙적으로 주입할 수 있게 하는 플라스틱 물질의 개발과 항생제 이용 등과 연관되어 제왕절개술을 신뢰할 수 있는 수술로 만들었다. 세기 초에는 제왕절개술이 몹시 위험한 수술이어서 1910년에 미국에서 제왕절개에 의한 출산은 약 0.2퍼센트였음을 기억해야 한다.

그런 놀라운 진보가 출산에 관여하는 대부분의 의사들이 외과적 배경을 갖고 있지 않던 시절에 일어났다. 그들이 주로 사용한 도구는 아기를 꺼내는 데 쓰는 겸자와 회음부 절개를 위한 가위였다. 의사가 마지막 수단으로 제왕절개가 필요하다고 생각하면 보통 수술을 위해 외과의사를 불렀다. 안전한 새로운 기술의 개발에도 불구하고 1960년대에 외과적 훈련을 받은 산과의사들이 나타나기까지는 제왕절개의 비율이 극적으로 증가하지 않은 것은 바로 그 때문이었다. 1968년에 제왕절개 비율은 미국에서 5퍼센트 정도였고 유럽에서는 더욱 낮았다. 이 변화의 시기 동안에 출산은 점점더 병원으로 몰렸다. 누구에게든 가능한 한 병원의 수술실 가까이에서 출산을 하는 것이 최근의 의료 진보의 혜택을 누리는 최선의 방법이라고 설득하기는 쉬웠다.

1970년대에 병원출산이 표준이 되고, 외과적 훈련을 받은 독립적인 산과의사들이 많이 활동하고 있던 바로 그때에 전자 태아감시장치가 갑자기 분만실에 나타났다. 몇년 되지 않아서 전자출산 시대가 확립되었다. 전자기계 덕분에 아기의 심장박동에 때때로 귀를 기울여보는 대신에 그것을 계속적으로 그래프에 기록하는 것이 일상적인 일로 되었다. 출산 중인 여성의 주위에는 여러가지 관(管)과 전선들이 점점더 복잡하게 얽혀있게 되었다. 그중에는 산모의 팔에 연결되어 계산된 양의 합성 옥시토신 — 자궁수축을 위해 필요한 호르몬제 — 을 방울방울 공급하는 관도 포함되었다.

20세기 말에, 전자시대의 정점에서 산업적 출산의 역사는 또하나의 걸음을 내딛었다. 에피듀럴(경막외) 마취제가 개발되었다. 에피듀럴은 가장 효과적인 산과 진통제인 것이 분명해졌다. 그것은 척추 사이에 가느다란 플라스틱 관을 통해서 주입하고, 관은 마취제가 더 필요한 경우에 대비해서 그 자리에 남겨둔다. 그 기술은 1980년 이전에 잘 정리가 되었지만 광범위한 사용에는 실제적인 장애가 있었다. 마취사들은 본래 수술을 가능하게 하기 위한 훈련을 받았지, 생리적 과정에 개입하도록 훈련받은 것은 아니다. 게다가 에피듀럴 마취제 사용은 하루 중 언제 필요할지 모르는 데다가 많은 시간이 걸리는 일이기 때문에, 그것을 24시간 내내 제공할 수 있는 병원은 아주 드물었다. 그래서 에피듀럴 마취제의 급속한 발달은 1990년대까지 기다려야 했다. 그때는 그것을 전문으로 하는 개업의들의 수가 충분했고, 더욱 세련된 에피듀럴 기술(walking epidural)이 이미 확립되어 있었다.

21세기의 초입에는 대규모 산과병동만이 24시간 내내 산과의사, 마취사, 소아과의사가 대기 중인 서비스를 제공할 수 있었다. 그런 이유로 서유럽에서 많은 병원의 하루 분만 건수가 평균 10인데 비해 미국에서는 20이 넘을 수 있었다. 대규모 산과병동을 설계하여 짓고 장비를 갖추는 데는 흔히 막대한 투자가 필요했다. 우리의 관심은 출산 자체에 있지만, 이런 큰 투자에는 또 현대적인 산전검사에 필요한 장비, 특히 초음파 기계들의 비용도 포함되어야 한다.

큰 병원으로 집중되는 것만이 산업적 출산의 특징은 아니다. 현저한 표준화 경향도 있다. 현대의 산과학에서는 '일상적'과 '의례적'이라는 말이 중심 용어가 되었다. 많은 사람들의 생각 속에, 진통 중에 계획하거나 결정할 수 있는 제왕절개 출산과는 별도로 '정상적'인, 소위 표준화된 출산이라는 것이 있다. '정상적' 출산의 경우 산모에게는 에피듀럴과 옥시토신이 주입되고 아기는 전자적으로 감시를 받는다. 방광을 비우기 위해서 요도로 관을 넣는 것이 일상적인 일이 되었다. 마지막 수축 동안에 진공 추출기(ventouse) 혹은 겸자가 회음절개와 연관되어 사용된다. 아기가 태어나는 바로 그 순간에 안전한 후산을 위해 약물을 투여하는 것이 일상적인 일이 되었다. 산업적 출산의 시대에 산모는 아무런 할 일이 없다. 그저 '환자'일 뿐이다.

5. 열광

산업영농과 산업적 출산 사이에는 다른 유사점들도 있다. 그중 하나는 그들의 짧은 역사 속에서 새로운 것이 나타날 때마다 열렬히 환영을 받았다는 점이다.

열광적 농부와 경제학자들

산업영농에 대한 집단적인 열광은 이해할만하다. 우리는 오늘날 지구 자원으로 60억 인구를 먹여 살려야 한다는 것을 잊지 말아야 한다. 이것은 구식의 농업방법으로는 불가능하다고 생각되고 있다.

농부들은 산업화 과정의 여러 단계에서 열광했다. 과거에 농부들은 일꾼들의 임금을 가장 큰 재정적 부담으로 보았다. 그러므로 기계류를 열렬히 반긴 것은 자연스러운 일이었다. 예를 들어 면화를 키우는 농부들을 생각해보자. 가까운 과거에 그들의 주된 지출은 풀 뽑는 노동자들에게 주는 돈이었다. 그런데 제초제는 당장에 비용을 극적으로 줄였다. 값싸고 효과적인 살충제, 살균제, 화학비료와 관련해서도 비슷한 이야기를 할 수 있다. 축산의 여러 면을 고려할 때 산업화의 이점(利點)은 더욱 큰 것으로 보인다. 그리 나이 들지 않은 미국의 한 축산업자는, 자신이 낙농업을 시작했을 때 좋은 젖소는 하루에 우유 35파운드를 내놓았다고 말한다. 오늘날 그의 1급 젖소는 우유 130파운드를 내놓는데, 그것은 옥수수, 흰콩, 정제된 동물 부산물을 포함해서 거의 어떤 유기물질로도 만들 수 있는 단백질 보충제 덕분이다.

선별 사육의 이점도 또한 명백하다. 이것은, 예를 들어, 어떤 소들은 가능한 한 많은 우유를 생산하도록 키우고, 다른 것들은 가능한 한 많은 고기를 생산하도록 키운다는 뜻이다. 축산업자들은 자라는 동물들의 먹이에 테트라사이클린이나 페니실린 같은 항생제를 섞어줌으로써 더 많은 고기를 더 빨리 생산하고, 동시에 사망률을 줄일 수 있다는 것을 알게 되었다. 동물들에게 에스트로겐, 프로게스테론, 테스토스테론 등 다양한 호르몬으로 처치를 하면 생산성은 더욱 높아진다. 많은 축산업자들은 동물들을 작은 칸막이 속에 가두어 키우는 공장식 축산으로 동물들을 세심하게 돌볼 수 있다고 믿으며, 그 시스템을 포기하면 축산품의 가격은 크게 올라갈 것이라고 확신하고 있다.

일반 사람들도 산업적 축산에 대해 고마워할 중요한 이유가 있다. 예를 더 들어보자. 우리는 부적절한 식사 때문에 많은 여성의 골반이 비틀어져 있었던 시절을 기억해야 한다. 그런 이유로 출산은 여성들에게 많은 위험을 갖고 있었다. 불과 얼마 전만 하더라도 대부분의 사람들은 1년 내내 비타민C를 적정량 섭취할 수 없었다. 비타민C는 인체가 합성할 수 없다. 오늘날은 어떤 계절에든 비타민C가 풍부한 레몬, 오렌지, 기타 다른 과일들을 슈퍼마켓 선반 위에서 찾을 수 있다. 그리 멀지 않은 과거에 훈제 연어는 사치품이었다. 그러나 오늘날에는 거의 모든 가정에서 구입할 수 있는 정도이다. 우리 모두가 일상생활에서 아주 다양한 식품을 접할 수 있게 된 것은 집약 농업 덕분이다. 그 사실이 건강에 미치는 영향은 막대하지만, 그러나 쉽게 무시되거나 과소평가된다. 최근 부유한 나라들에서 평균수명이 크게 증가한 것을 설명하는 주요인 중 하나는 식품이 다양해진 때문일 것이다. 건강수명, 즉 나이가 들어서까지 건강하게 지내는 경향도 크게 증가하였다. 20세기 동안 남녀의 평균신장과 체중이 점점 증가한 것도 같은 이유일 것이다.

20세기 동안에 산업화된 농업이 공중보건에 준 이익은 엄청난 것이지만, 아마도 과소평가되어왔다. 인과관계는 항상 쉽게 증명되지는 않는다. 그러나 지난 20~30년간에 관찰된 여러가지 현상은, 갑작스럽게 사람들이 몹시 다양한 식품에 접할 수 있게 된 것을 언급하지 않고는 설명하기 어렵다.

한 전형적인 예는 신경관 결함 발생의 변동에 관한 연구에서 발견된다. 그것은 척추파열과 같은 기형이다. 1990년대에 누구나 그런 결함의 위험을 줄이는 최선의 방법은 임신 전후 시기 동안에 엽산 식품보조제를 섭취하는 것이라고 들었다. 가장 권위있는 의학저널들 — 《랜싯》과 《뉴잉글랜드 의학저널》 — 은 1991년과 1992년에 설득력 있는 연구를 발표했고, 그에 뒤따라 집중적인 공중보건 캠페인이 있었다. 그러나 영국의 선천성 기형 발생기록에 따르면, 신경관 결함 발생이 현저하게 줄어든 것은 1980년에서

1985년 사이였다. 공중보건 캠페인은 도표에 아무런 영향을 미치지 못했고, 도표는 1985년 이후 완전히 수평을 그려 보여주고 있다. 그러니까 문제는 1980년에서 1985년 사이에 무슨 일이 일어났는가인데, 당시는 유럽에 슈퍼마켓이 발달한 시기이다. 즉 다양한 식품에 쉽게 접할 수 있게 되었음을 뜻한다. 산업화된 식품 분배와 산업화된 농업 사이에는 깊은 관련이 있는 것이다.

20세기의 인류는 산업영농이 가져다준 이점을 강조할 이유를 여럿 가지고 있다.

열광적인 여성들과 열광적인 산과의사

여성들은 언제나 출산의 장애를 극복하려는 결심이 있었고, 20세기 초의 주된 장애는 죽거나 영구적인 상해를 입는 데 대한 두려움이었다. 한세기 전에 미국에서 임신이나 출산 중에 죽을 위험은 10만명당 400명 이상이었다. 그러므로 여성들에게, '가망없이 더럽고 무지하며 무능한' 조산원들을 없애고 산과학을 확장시키는 것이 해결책이며 안도감과 성공적인 출산을 가져올 수 있다고 설득하기는 쉬웠다. 출산의 장소가 점차 가정에서 병원으로 바뀐 것도 그런 이유에서였다. 비슷한 이유로 서유럽에서 조산원의 일을 의사들이 더 많이 통제하게 하는 새로운 규정들은, 현명하고 적절한 일로 생각되었다.

조셉 들리이가 분만 시마다 회음절개와 겸자 사용을 하도록 추천했을 때 미국 의사들은 열렬히 환영했고, 이들 응급처치 수단을 미국 전역 산과병원에서 표준적인 처치로 만들었다. 산모들도 이것을 빠르게 받아들였다. 1914년에 무통분만을 위해 독일로 갔던 여자들은 몹시 전염성 높은 열광을 가지고 돌아왔다. 1930년대의 언어로 말하자면, 무통분만을 위한 반마취 상태는 '산과병동의 기적을 효율적으로' 만들었다.

1950년대에 교육을 받은 외과의로서 나는 아래쪽을 절개하는 제왕절개술이라는 현대적 기술의 도래를 잊을 수 없다. 그것은 의심할 바 없이 출산 분야에서 20세기가 거둔 핵심적 진보였다. 얼마나 멋진 구조(救助) 수술인가! 나는 온갖 종류의 수술에 수천번이나 참여했던, 나이 들고 무감각해진 한 간호사의 반응을 잊을 수 없다. 그 여자는 제왕절개 수술이 끝난 뒤 "이건 내가 본 중에서 가장 아름다운 수술이야!"라고 외치고 또 외쳤다.

1970년대에 전자 태아감시에 대하여 많은 산과의사들이 열광했던 것도 사실 그들이 느낀 매혹의 진정한 표현이었다. 그것은 아기의 심장박동을 전자장치로 계속해서 기록하면 아기가 위험할 때 당장에 구출할 수 있을 거라는 간단한 생각에서 시작되었다. 그것은 출산을 더욱 안전하게 만들 수 있을 것이라고 여겨졌다. 그렇게 해서 2~3년 내에 출산의 전자시대가 확립된 것이다. 이 열광은 인상적인 통계 발표로써 더욱 강화되었다. 1980년대에 서유럽과 미국에서 산모의 사망률은 10만명에 8명 정도였는데, 몇십년 전에는 10만명에 몇백명이나 되었다. 따라서 초점을 바꾸어, 아기의 사망률을 볼 수 있게 되었다. 분만 전후의 사망률은 멀지 않은 과거에 1,000명당 몇십명으로 기록되었지만, 많은 부유한 나라들에서 전자시대가 고조되었을 때 그 수는 10명이 못 되었다. 산과의사들은 재빨리 전자감시의 사용과 사망률이 낮아진 것 사이에 인과관계가 있다고 결정했다. 더 많은 연구결과를 기다리지 않고서.

에피듀럴 마취의 이점에 대해선 말하지 않을 것이다. 수없이 많은 여성들이 자신들의 경험에 대해 말한 것을 듣기만 하면 된다. 한 젊은 여자는 아기를 낳으며 텔레비전을 볼 수 있었다고 자랑스럽게 말했다. 또 한 여자는 기다리는 동안 십자말풀이를 끝낼 수 있었다.

요청에 따라 계획된 제왕절개수술을 한다는 원칙이 불러일으킨 열광에 대해서는, 한 브라질의 산모가 웅변으로 표현하였다. 그것은 《월스트리트 저널》에 보도되었다. "나는 호텔에 들어가듯이 병원에 들어갔어요. 온갖 것을 미리 대비할 수가 있는데 뭣 때문에 불안을 겪는단 말입니까?"

열광할 이유가 그렇게 많은데, 우리가 무엇을 더 보탤 수 있겠는가!

6. 그들을 기억하라!

우리는 산업화된 농업과 산업화된 출산의 여러 단계들이 일반적으로 모두 환영받았고, 몹시 이익이 되는 것으로 생각되어왔다는 점을 강조했다. 그렇지만 오늘날 우리는, 20세기 내내 소수의 아웃사이더들이 제기해온 다른 관점과 경고들을 무시할 수 없다. 이 아웃사이더들은 인간행동의 장기적 결과들을 미리 내다보는 예외적인 능력을 가지고 있었다. 그들은 개인뿐만 아니라 문명 전체의 입장에서 생각할 줄 아는 능력이 있었다. 그들은 더 넓은 시야를 가지고 있었다. 그들을 선지자라고 말할 수도 있을 것이다. 미래세대의 사람들은 그들을 기억해야 할 것이다.

선지자들

루돌프 슈타이너는 역사적으로 최초의 선지자들 중 하나였다. 1925년에 죽은 한 비상한 인간의 비전이 21세기의 문제들과 맞아떨어질 수 있다는 것을 깨닫기는 어렵다. 슈타이너의 통찰력의 영향은 예술, 과학, 교육, 농업, 의학 그리고 사회적 문제들을 포함하는 많은 실제적인 분야에서 다른 어떤 때보다 더욱 강력하다. 나는 백일해 예방접종과 소아천식 사이에 있을지 모르는 관계를 연구하고 있을 때 '인지학적(人智學的) 생활양식' – 슈타이너의 활동에 영향을 받은 생활양식 – 에 대하여 알게 되었다. 나는 우연히 예상치 않은 현상을 발견하였다. 예를 들어, 프랑스의 루돌프 슈타이너 학교의 다섯살에서 열여덟살 사이의 학생 210명 가운데 안경을 써야 되는 학생은 넷뿐이었다. 더 최근에 한 권위있는 의학저널은 인지학적 생활을 하는 아이들에게서 알레르기 비율이 낮은 것을 조사하였다.

루돌프 슈타이너는 식물의 발달, 동물의 발달에 대한 관심을 인간 발달과 떼어서 볼 수 없었다. 이 단순한 사실은 우리가 좁은 전문화(專門化)에서 생겨난 일종의 맹목상태의 피해자가 되어있는 이 시대에 소중한 교훈이다. 돌이켜 생각해보면, 슈타이너의 통찰 중 어떤 것들은 그것이 표현된 과학적 맥락을 고려해볼 때 믿을 수 없는 것으로 – 거의 가능할 법하지 않은 것으로 – 생각될 수 있다. 그는 이미 어떤 축산업자들이 동물성 사료를 소에게 먹인다는 생각을 한 것에 대해 염려하고 있었다. 1923년 1월 13일 도르나흐에서 있었던 회의에서 그는 소들에게 고기를 먹이면 소들이 미칠 것이라고 주장했다.

'생명역동' 농업운동은 1920년대 초에 여러 명의 농부들의 요청에 응해 루돌프 슈타이너가 행한 8회의 강연에서 시작된 것이다. 그것은 생태학과 사회생활을 포함하는 포괄적인 관점에 기초한 최초의 체계화된 대안적 농업방법이었다. 생명역동농업은 인습적 농업의 파괴적 영향 — 토양 유실, 부식토 고갈, 식물 멸종 등 미래세대가 겪어야 할 손상 — 을 예견하였다. 생명역동운동은, 지구 자원의 냉혹한 착취가 인류에게 가하는 위협에 대한 강력한 경고였다. 그것은 대안을 제시하는 건설적인 경고였으므로, 강력한 경고였다. 생명역동농업은 안정된 부식토라고 알려져 있는 완전히 소화된 형태의 거친 유기물질을 사용하여 땅에게 균형 잡힌 생존조건을 되돌려주는 것을 포함한다. 윤작, 올바른 퇴비 만들기, 적절한 간작(間作)은 모두 더 건강한 생명역동 농산물을 만들어내는 데 기여할 수 있다. 해충과 질병들은 기본적으로 자연이 불건강한 어떤 것을 제거하는 방법이라는 인지학적 개념은, 그 자체가 하나의 경고이다. 오늘날 수십억달러가 살충제, 살균제, 제초제에 소비되고 있다. 그런데도 농부들은 여전히 농작물의 1/3을 잃어버리고 있다.

로버트 C. 맥캐리슨도 역시 '전일성(全一性)에 대한 지적 열정'을 가지고 있었다. 그는 인간과 동물과 식물의 건강은 토양의 건강과 비옥함과 불가분의 것이라는 생각을 발전시키고 확장시켰다. 의학에 대한 그의 혁명적 공헌 중 하나는, 질병의 예방과 치료로부터 건강증진으로 관심을 옮긴 것이다. 또하나 중요한 공헌은 개인의 건강은 가족의 건강과 떼어서 생각할 수 없고, 가족의 건강은 보다 큰 집단사회의 건강과 별도로 생각할 수 없다는 생각을 주창한 것이다.

의사로서 맥캐리슨은 1901년 '인도 의료서비스' 시스템에 참여했다. 그는 1935년까지 인도에 머물렀다. 훈자 지방에서의 7년간의 의료활동은 그의 의사로서의 삶에 결정적이었다. 인도 북서 경계 지방의 이 부족민들에게는 유럽에서 가장 흔한 질병들이 전혀 없었다. 맥캐리슨은 심장병, 암, 맹장염, 위궤양, 당뇨병, 복합골절 등을 전혀 보지 못했다. 그는 그런 훌륭한 건강상태를 설명할 수 있는 요인들을 분석하려 했다. 그는 그들이 날마다 먹는 음식을 기록했다. 그는 그곳 사람들에게 질병이 드물 뿐만 아니라 그들의 농작물에도 현저하게 병충해가 없다는 사실을 발견했다. 그가 그들의 농법을 관찰하게 된 것은 그래서였다. 그는 훈자의 경작방법에 있어서 가장 중요한 특징은 '되갚음의 법칙'에 충실하다는 것임을 알았다. 즉 아무것도 버리지 않는다는 것을 의미하며, 인간의 배설물을 포함하여 가능한 온갖 물질을 퇴비로 만들어 땅을 기름지게 하는 데 사용한다는 뜻이다. 그는 그 사람들이 빵에 버터를 바르듯이 퇴비를 땅 위에 평평하게 펼쳐놓는 것을 보았다.

과학적 정신을 가진 맥캐리슨은 의료활동에서 알게 된 것을 완성시키기 위하여 동물실험을 했다. 그는 수천마리의 쥐에게 여러 가지 결함이 있는 먹이를 주고, 좋은 먹이를 준 대조군과 건강상태와 수명을 비교했다. 그는 쥐 한 무리에게 인도의 시크교도들의 식사를 먹이고, 다른 무리에게는 영국 빈민들의 일상적인 식사 — 흰빵, 설탕 넣은 차, 익힌 채소, 통조림 고기, 잼과 마가린을 먹이기도 했다. 좋은 먹이를 먹은 쥐들은 건강했고 서로 조화롭게 잘 지냈으나 다른 쥐들은 병에 많이 걸렸는데, 특히 폐와 위장관의 병이 많았다.

자신이 의료 경험에서 알게 된 것과 훈자인들이 자연법칙을 따르는 방법, 또 많은 다양한 동물실험에서 알게 된 것을 결합함으로써 맥캐리슨은 '생명의 수레바퀴', 즉 폐기물이 땅의 자양분이 되어 건강한 식물을 만들어내며, 그것은 또 건강한 동물과 인간을 만들고, 인간과 동물의 배설물은 적절히 처리하면 다시 흙을 더욱 비옥하게 만드는 것을 이해하게 되었다.

빌헬름 라이히 역시 20세기의 명석한 거장들 중 하나로 기억되어야 한다. 그의 주 관심분야는 '생명에너지'의 성질이었다. 이것은 생명의 모든 양상에 대한 관심이다. 라이히는 자신의 문화에서 한걸음 벗어나 그것을 순진한 눈으로 검토할 수 있는 특별한 사람들 중 하나였다. 20세기의 전반에 이미 그는 우리시대의 가장 중요한 문제들을 제기하였다. 그는 왜 인간이 자신이 자연의 부분이며, 따라서 자연과 협력하고 그 법칙을 따라야 한다는 것을 깨닫지 못하는지 이상하게 여겼다. 그는 사막화 과정을 연구했다. 그는 인간이 주저없이 생명을 파괴할 수 있는 거대한 능력을 말하면서, 인간 내면의 정서적 사막이 자연의 사막을 만들어낸다는 결론에 도달했다. 그는 이렇게 만연해 있는 '정서적 사막'의 뿌리에, 우리가 갓난아기에게 주는 손상이 있다고 이해했다. "갓난아기들에게 관심을 집중하고, 인간의 주의를 사악한 정치에서 돌려 아이에게 향하게 하자." 그는 동시대인들에 대해 분명한 비판을 하였다. "미래의 아이들은 이 20세기의 쓰레기를 치워야 할 것이다." 그의 관점에서 볼 때, 문명은 갓난아기의 복지가 다른 어떤 것보다도 중요시될 때에 비로소 시작될 것이었다.

이나 메이 개스킨의 이름은 '농장'과 '진정한 조산술'과 연관되어 있다. 그녀 자신의 생활방식과 행동과 가르침을 통해서 이나 메이는 동시대인들에게 필수적이고 광범위한 메시지를 전달했다. 이 메시지들은 쉽게 축약될 수 있다 — 인류는 자연의 법칙을 재발견하지 않고는 살아남을 수 없다. 아기가 태어나는 방법을 다시 생각하는 것이 그 첫 단계인데, 그것은 제대로 된 조산술을 되살리는 것을 의미한다. 다음 단계는, 태어나지 않은 세대를 위해서, 공격적 농법으로 토양을 파괴하는 것을 멈추는 일이 되어야 한다.

1971년에 샌프란시스코 히피 320명이 미국 서해안을 떠났다. 그들의 비전은 새로운 생활방식을 만들어내려는 것이었다. 그들은 통학버스를 개조하여 대상(隊商)을 이루어, 미국 전역으로 행진해 갔다. 그들의 구호는 "세상을 구하러 나서자"였다. 그들은 결국 섬머타운 근처, 테네시의 가장 가난한 카운티에서 '농장' 공동체를 세웠다. 이동 기간 중에 그 공동체에서 아기 열두명이 태어났다. 그래서 이나 메이와 무리 중에 있던 다른 어머니들이 조산원이 된 것이었다.

공동체가 정착을 하자 그들은 점차로 마을생활에 필요한 모든 기구들 — 식품점, 학교, 급수체계, 약국, 우체국, 공동묘지, 스무개 정도의 사업체, 주민들 — 과 출산설비들을 갖추었다. 이렇게 이나 메이와 그 밖의 어머니들은 필요에 의해서, 그리고 경험을 통해서, 뜻이 통하는 그곳의 한 의사의 도움을 받아 조산원 일을 배우게 된 것이다.

1970년대 말 '농장'의 전성기에는 공동체에서 한달에 스무명이 넘는 아기들이 태어났다. 조산원들은 곧 많은 경험을 쌓게 되어 1977년에 이나 메이는 출산의 역사에 하나의 이정표가 된 그녀의 역사적인 저서, 《영성적 조산술》을 출판하게 되었다. 이 책은 미국과 유럽에서 조산원의 부활의 상징이 되어있다. 나는 그 책을 읽고 나서 '농장'을 방문한, 영향력 있는 유럽의 조산원들을 여러 명 알고 있다.

동시에 이나 메이의 남편 스티븐을 포함해서 '농장'의 설립자들은 유기농업을 경험하고 있었다. 그들은 부엌, 마구간, 통조림회사, 냉동회사, 제재소, 식품점에서 유기물 쓰레기를 모두 모아 퇴비 만드는 시설에 가져다 넣고, 만들어진 퇴비를 밭에 깔았다. 300에이커가 넘는 땅이 생산력 높은 유기농업으로 전환되었다. 커다란 과수원과 포도밭이 만들어지고 딸기, 산딸기, 블루베리 밭도 만들어졌다. 쓸모있는 다양한 과수와 목재용 나무와 침엽수들을 번식시키기 위해 묘목 키우는 곳도 세웠다. 농지를 계단식으로 만들고 배수로를 잘 설치하여 경작지의 토양유실을 막았다. 밭과 묘목장, 과수원의 수분(受粉)을 위해 양봉장도 만들었다. 복합 경작, 씨앗 보존, 피복작물, 윤작, 손농사, 익충·뱀·도마뱀·두꺼비·거북 등을 사용하여 유기적으로 해충관리를 하였다. 이 경험에 기초하여 유기적 병충해 통제 안내서가 '농장출판사'에서 출판되었다.

이나 메이 개스킨과 그 '농장' 동료들의 경고는 실제의 경험이 뒷받침되어 있으므로 강력하다. 그 경고는 산업화된 농업, 산업화된 출산 그리고 현대적 생활방식의 다른 면들에 대해 순전히 부정적 비판으로만 제시된 것은 아니다.

시인이며 산과의사인 프레데릭 르보이에도 역시 영향력 있는 선지자였다. 《폭력 없는 출산》이라는 그의 유명한 책에서, 보통 같으면 아기를 낳는 일에 대해 쓰거나 얘기를 할 텐데, 그는 갑자기 우리가 태어나는 경험에 관해 생각해보자고 제안하였다. 마침 그 시기는 절묘했다. 그 책은 처음 프랑스에서 1974년에 출판되었다. 이때는 이미 출산의 전자시대가 한창이었다. '폭력 없는 출산'이 다른 무엇보다도 산업적 출산에 대한 경고로 인식된 것은 바로 그런 이유에서였다. 책이 출판된 시기뿐만 아니라 책의 체제도 새로운 각성을 이끌어내기에 이상적이었다. 말과 의미심장하고 감동적이며 아름다운 사진들이 균형있게 연결되어 있다. 문체도 적절한 정서상태를 유지하면서 계속해서 주의를 자극하는 데 기여한다. 그것은 선지자의 웅변 같은 문체로 한 단락이 하나, 둘 혹은 세개의 문장으로 구성되어 있다.

르보이에는 우리에게 갓난아기를 한 개인으로, 심지어 한 인격체로 보라고 요청하고 있지만 그가 항상 문명의 관점에서 생각하고 있다는 것이 분명하다. 그 화제는 잘 배치된 몇 안되는 의미심장한 암시에 의해서 넓혀지고 있다. 르보이에는 기본적인 질문을 놓치지 않는다. 서둘러 탯줄을 자르는 의식을 해석하면서 그는 "뛰어난 지능을 가진 이성적 동물이라는 인간이 어째서 그토록 중요한 순간에 그렇게 비이성적인 행동을 하는 것인가?"라고 묻는다. 하나의 문장, 하나의 질문 속에, 알려져 있는 모든 사회에서 갓난아기를 맞이하는 공격적인 의식의 문제와 문화적 차원이 교묘하게 도입되고 있다.

우리가 태어난 방식은 아기가 태어날 때 우리가 어떻게 행동하고 있는가를 설명해준다. 르보이에에 의하면 이 '이전(移轉)'의 과정은 끊임없이 반복된다. "그리고 이 반복의 총계는 무지 속에서 우리가 교육이라고 부르는 것이다." 문화적 환경이 어떻게 개입하는지에 대한 우리의 시야를 넓히라는 요청을 받은 후에, 그리고 장기적인 안목을 갖게 된 후에 우리는 갑자기 다음과 같은 글을 만난다.

> 그런 것이 태어남이다. 순진한 이에게 가하는 고문. 그렇게 커다란 충격이 흔적을 남기지 않으리라고 믿는다면 정말로 순진한 것이다. 그 흔적은 모든 곳에 있다. 피부에, 뼈에, 위에, 등에, 인간의 모든 어리석음에, 우리의 광기에, 고문에, 감옥에, 전설에, 서사시와 신화에 있다. 성서들도 분명히 이 혐오스러운 비탄의 이야기일 뿐 다른 것이 아니다.

이런 예외적인 인물들은 이외에도 많이 있다. 20세기 동안에, 다음 천년의 피할 수 없는 문제들을 분명하게 제기했던 다른 개척자와 선지자들이 있었다. 나는 내가 직접 잘 아는 사람들을 선택하는 경향이 있다. 이나 메이 개스킨과 프레데릭 르보이에가 그런 경우로, 나는 그들을 자주 만났다. 로버트 맥캐리슨의 이름을 딴 단체의 모임에 참석했으므로 그는 나와 간접적으로 친분이 있는 경우이다. 빌헬름 라이히의 경우에도 영애(令愛) 에바와의 우정으로 나에게는 간접적 친분이 있다. 루돌프 슈타이너는 내가 태어나기 전에 죽었다. 그러나 인지학적 개념에 따른 생활방식과 철학을 가진 사람들과의 강한 유대 때문에 나는 그와도 친숙한 느낌을 가지고 있다.

7. 자연분만과 유기농업운동

영향력 있는 위대한 선지자들에 주목한다고 해서 의식 전환을 위해 활발한 활동을 하고 있는 수많은 사람들의 역할을 무시해서는 안된다. 보통 그런 운동은 조그만 집단이 한가지 특정한 명분을 위해 노력하는 것으로 시작된다. 그들의 목표는 구체적인 한가지 문제에 제한되어 있다. 이런 점에서 유기농업운동과 자연분만운동은 많은 유사점을 가지고 있다.

선지자들은 질문과 대답들을 예견하고 인습적 관점들 사이의 구분을 허무는 경향이 있지만, 운동은 특정한 목표를 가능한 한 빨리 성취하기 위해서 그들의 목표를 제한하는 경향이 있다. 선지자들과 운동은 상호보완적이다. 선지자들은 왕왕 직접적이거나 간접적으로 운동을 촉발시킨다.

생명역동 및 유기농업운동

20세기 내내 산업화된 농업에 대한 대안을 증진시키는 운동이 있었다. 항상 조그만 지역적 풀뿌리 단체들이 있었다. 프랑스 같은 나라의 농촌지역에서, 그들은 지역 인구 가운데서 산업화된 농업의 여러 양상에 관하여 비판적인 태도를 유지하는 데 주된 역할을 한다. 그런 단체들의 목표는 한 특정 지역에 엄격히 제한되어 있다. 예컨대, 아그로-비오 포아투-샤랑트나 알리에-비오, 혹은 부르고뉴 지방 농업생물학자 단체 협의회 또는 뚜렌느 생물학적 농업인 모임 등이다. 다른 한편, 전국적으로나 국제적으로 활동하는 대규모 조직이 소수 있다.

역사적으로 최초의 광범위한 단체는 분명히 '생명역동농업협회'이며, 1983년에 미국에서 농업의 생명역동적 방법을 육성·지도·보호하기 위해 만들어졌다. 생명역동적 운동이 20세기의 2/3 동안 선구자로 남아있었던 데는 여러가지 이유가 있었다. 첫째 이유는 그것은 20세기 동안에 점진적으로 발달해온 산업화된 농업의 여러 면모에 대해 순전히 비판적이기보다 주로 건설적이라는 점이다. 우리는 생명역동운동이 산업화된 농업의 역사적 단계를 넘어섰다고 말할 수 있다. 왜냐하면 그 목표가 '건강을 주는 자연의 힘'과 함께 일하기를 배운다는 적극적인 것이기 때문이다.

선구자로 남아있는 두번째 이유는 그 단체가 아주 다양한 활동을 한다는 점이다. 활동은 회의, 워크숍, 세미나, 연구를 포함한다. 그들은 미국의 가장 오래된 생태농업·생태원예 잡지 《생명역동농업》을 출판하기도 한다. 또 농부와 원예가들에게 자문을 하는 중요한 역할도 한다. 그것은 지역적인 풀뿌리 단체들을 후원하고 CSA(Community Supported Agriculture) 농장들에 대한 자체의 데이터베이스를 가지고 있다. 그것은, '생명역동 준비제'를 생산·분배하는 '조세핀 포터 연구소'와 생명역동 농장을 인증하는 '디메터 협회' 등의 보다 공식적인 연구·훈련기구들과 연계되어 있다. 생명역동운동은 십수개 나라에 지부를 가지고 있다.

유기농업운동은 2차대전 동안에 미국에서 시작되었다. 미국의 농업이 고도로 산업화된 것이 바로 전쟁 동안이었다. 빠르게 수확량을 늘려 전쟁으로 찢긴 유럽을 먹이기 위해 화학제들을 쓰고 기계화하고 단작으로 한 것이다. 유기농업운동은 산업화된 농업의 폭발적 발달에 대한 즉각적이고 긴급한 반응으로 나타났다. '유기적(organic)'이라는 단어의 새로운 의미는 제롬 로데일이 《유기적 농사와 텃밭 일》이라는 잡지를 시작한 1942년에 이미 널리 알려졌다.

전쟁 직후 1946년에 영국에서 '토양협회(Soil Association)'가 창립회의를 하였다. 이브 발포어의 책 《살아있는 흙》으로 인해 이 모임 창립멤버들이 모이게 되었다. 이브 발포어는 하워드와 맥캐리슨을 모두 만났고 그들에게서 깊은 영향을 받았다. 이 모임의 목표는 세가지였다. 첫째는 흙과 식물, 동물, 인간 사이의 중요한 관계를 보다 잘 이해하기 위하여 일하는 사람들을 서로 만나게 하는 것이고, 둘째는 이 분야의 연구를 시작하고 조정하고 보조하는 것이다. 셋째는 그렇게 얻어진 지식을 수집하고 배포하여 계몽된 여론을 만들어내는 것이었다. 그 세번째 목표를 위해 간행물 《어머니 대지》를 발간하였다. 1953년에는 회원이 3,000명을 넘었고, 전 세계에 분포되어 있었다.

이 전후의 시기는 또 미국에서 농부들이 사용하는 합성화학물질의 생산이 기하급수적으로 증가된 시기이다. 1960년에 미국 농부들은 약 3억파운드의 합성살충제를 농작물에 뿌렸다. 유럽의 농부들도 점차로 그것을 따라했다. 한정된 수의 농부를 포함해서, 인구의 작은 부분에서 새로운 각성이 시작되기 위한 조건이 무르익었다. 조그만 풀뿌리 단체들이 늘어났다. 산업화에 맞서려는 움직임은 1962년 레이첼 카슨의 《침묵의 봄》이 서점에 나타났을 때 갑자기 강화되었다. 그것은 폭발적인 반응을 일으켰다. 이 책은 널리 퍼져있는 생태적 파괴현상을 처음으로 충격적으로 보여준 것이다. 그것은 살충제, 제초제, 기타 일반적인 화학약제뿐 아니라 농업에서 사용되는 분무성 약품들, 식품에 위험한 화학물질을 남기는 행태로부터 생겨나는 독성에 초점을 맞추고 있다. 레이첼 카슨은 이 화학물질들이 방사능보다도 더 위험하며 역사상 최초로 인간은 태어나서 죽을 때까지 신체조직 속에 남아있는 화학물질에 노출되었다고 주장했다. 철저한 증거조사를 통해 이 책은 산업화된 농업의 위험에 대하여 많은 사람들이 눈을 뜨게 만들었다.

전세계에 걸쳐 수많은 소규모 단체들이 존재하고 있던 1970년을 전후하여, 한 똑똑하고 의욕에 찬 선구자들의 모임이 유기농업을 조직화할 필요를 느꼈다. '유기농업운동 국제연맹(International Federation of Organic Agriculture Movements)'은 롤란드 셰브리오트, 메리 랑만, 카린 문트, 클로드 오버트, 데니스 부르조아 등의 소수의 헌신적이고 실용주의적인 친구들에 의해 발족되었다. 그들의 첫 목표들 중 하나는 유기농업의 표준을 공표하는 일이었다. 그런 기구가 긴급히 필요했다는 사실은 IFOAM이 급격히 성장한 것에서 드러난다. 처음 창립될 때 다섯개 단체가 참여했는데, 1984년 독일 비첸하우젠에서의 총회에는 50개국에서 온 약 100개 회원단체가 전부 10만명을 대표하여 참석하였다. 1990년대 초에는 유기농업운동이 중심목표에 도달한 것으로 생각되었다. 1992년에 유럽연맹이 최초의 유기농산물 정부인증 기준에 동의했다. 그해는 또 브라질 리우에서 열린 '유엔 환경 및 개발회의(UNCED)'를 온 세계가 주목한 해이다. 그곳에서 IFOAM은 활발하게 유기농업의 입장을 널리 알렸다. 리우회의 이후에 IFOAM은 상파울로에서 열리는 제9회 국제과학회의와 함께 환경문제에 관한 최초의 주요 국제회의를 조직했다. 이 회의에서 UNO(United Nations of Organic) 합창대는 IFOAM의 노래를 〈올드랭사인〉 멜로디로 불렀다.

온 세상 우리는 느끼네,
변화를 위한 필요를.
생명을 위한 선택, 건강을 위한 선택
자꾸 커지고 있네.
살아있는 땅에게 노래 부르세,
유기농 농부의 자존심을.
IFOAM에 우리 모두 모여
온 세상에 이 목표를 이루세.
소들을 키우고 씨앗을 뿌리지만
인간만이 그들을 키우는 게 아니라네.
물과 흙과 공기가 함께 하는 것.
살아있는 땅에게 노래 부르세,
유기농 농부의 자존심을.
IFOAM에 우리 다 모여
온 세상에 이 목표를 이루세.

우리의 자손만대가
더 푸른 지구에서 살게 되기를
그것이 우리의 보람일세.
살아있는 땅에게 노래 부르세,
유기농 농부의 자존심을.
함께 손잡고 이 일에 축복있길 기원하세.
온 세상에 이 목표를 이루세.

노랫말은 IFOAM의 주요 관심사가 인류 일반의 미래라는 것을 분명하게 보여준다. 그들의 관심은 그들 자신이나 가족의 건강만이 아니다.

이런 성취에도 불구하고, IFOAM의 임무는 1990년대에 끝난 것이 아니다. 상황의 새로운 전개로 세심한 주의가 필요해졌기 때문이다. 이들 새로운 상황 전개는 20세기 말 갑작스레 유기농업운동이 일어난 사정을 설명해준다.

'유기농을 진실로 유기농답게' 하는 운동은 1998년 미국 농무성이 유전자조작 식품, 방사선처리 식품, 또는 하수구 찌꺼기 속에서 키운 식품들을 유기농 식품으로 부르도록 허용할 계획을 발표하자 갑자기 일어난 운동이다. 미국 농무성은 27만5,000명 시민들에 의한 유기농 표시에 관련된 항의가 쇄도하자 1999년 그 기준을 재조정할 수밖에 없었다. 재조정된 규정은 유기농 지지자들의 주장에 가능한 한 양보하였고, 항생제와 성장호르몬은 유기농 육류와 낙농제품에서 배제하기까지 하였다. 공인 보증기구들은 미 농무성보다 더 높은 기준을 내세우는 것이 허용되었다.

가장 최근의 규정들은 유기농산물 판매가 꾸준히 증가하고 있는 바로 그때에 나왔다. 그 규정들은 새로운 집단적 인식의 바로미터이다. 오늘날 최우선 과제는 더이상 유기농 식품을 장려하는 것이 아니다. 그것은 감시의 눈을 게을리하지 않는 일이다. 산업화된 농업에서 유기농으로의 전환은 쉬울 수도 없고, 하룻밤 사이에 실현될 수도 없다. 예를 들어, 유럽연합의 유기농산물 표시 규정은 감자마름병 같은 병을 막기 위해 황산동(黃酸銅) — 그것이 지렁이 같은 익충을 죽이고 포도밭의 노동자들에게 간 손상을 일으키지만 — 사용을 용납한다. 유럽 유기농 농부가 사용할 수 있는 그 밖의 화학물질들 중에는 데리스 나무 뿌리의 활성성분이며 파킨슨병과 관련이 있다고 알려진 로테논도 들어있다. 오늘날 우선해야 할 일은 유기농을 정말 유기농으로 유지하는 것이다.

자연분만운동

20세기 동안에 산업적 출산에 반대하는 운동도 꾸준히 있었다. 최초의 움직임은 1920년대 미국에서 있었다. 그것은, 출산이 병원으로 몰리게 하고 출산을 보다 규격화된 것으로 만든, 무통분만에 의해 촉발되었다. 1927년에 출판된 이디스 워튼의 냉소적인 소설 《무통분만》은 그 열광적인 유행에 대해 일부 여성들이 느끼는 거부감을 전달하는 수단이 되었다. 작중 인물 하나를 통해 이디스 워튼은 산업화에 대한 명백한 언급과 함께 자신의 견해를 분명히 말하고 있다.

"물론 고통은 없어야죠. (…) 오직 아름다움만 있어야 해요. 아기를 갖는다는 건 세상에서 가장 멋지고 시적인 일이어야 해요."

맨포드 부인은 밝고 자신있는 목소리로 말했다. 아름다움과 시는 진보된 산업주의의 속성이고, 아기들은 포드자동차처럼 줄지어 생산되는 물건처럼 들렸다.

산업화된 나라들에서 수많은 단체들이 생겨난 것은 대부분 2차 세계대전 이후였다. 소규모로 지역적 목표를 갖고 있는 것들도 있고, 전국적 혹은 국제적 차원의 것들도 있었다. 이것도 산업화된 농업에 대한 반응과 비슷한 점이다. 각 그룹은 나름대로의 역사와 사명을 가지고 있었다. 그들이 제안한 방법이 항상 적절한 것은 아니고, 때로 역효과적일 수도 있었지만, 그들은 모두 산업화된 출산에 대한 대안을 찾는다는 건전한 목표를 가지고 있었다.

대규모의 잘 조직된 단체의 원형은 분명 영국의 '내서널 차일드 버스 트러스트(NCT)'이다. 그것은 1933년에 출판된 《자연스러운 출산》과 1944년에 출판된 《두려움 없는 출산》의 저자 그랜틀리 딕-리드에 크게 영향을 받은 어머니들이 1957년에 시작한 것이다. NCT를 만든 사람들이 가장 중요하게 생각한 것은 임신과 출산에 관한 정보가 너무나 부족하다는 점이었다. 무지는 두려움을 낳고 두려움은 고통을 초래한다. NCT는 여러 해에 걸쳐 새로운 상황에 적응해야 했다. 지금 그것은 임신, 출산, 수유에 관한 정보 센터의 역할을 하고 있다. NCT는 특정 출산방법을 권장하기보다는 산모가 여러 정보를 알고 선택을 하도록 권하고 있다. 그러나 실제로는 산업화된 출산에 대한 대안이 있다는 것을 꾸준히 상기시키는 결과가 된다. 예를 들어 최근의 한 조사는, 영국에서 가정

출산이 안전한 선택이 될 수 있다는 것을 은연중에 암시하는 방법이 되었다. 다음의 질문에 예/아니오로 대답하라는 것이었다. "당신의 임신이 정상일 때 가정분만이 병원분만과 마찬가지로 긍정적으로 제시되었는가?" NCT의 발달과 NCT의 창안자 셰일라 킷징거의 책들을 통해서 꾸준히 성장해온 사람들의 인식수준 사이에는 관련이 있었다.

그러나 영국에서 '능동적 출산 운동(Active Birth Movement)'은 이와 다른 역사를 가지고 있다. 자넷 발라스카스가 만든 '능동적 출산'이라는 말은 더블린에서 처음 사용되었던 '출산의 적극적 관리'라는 말과 대조를 이루는 것이다. 적극적 관리라는 말에는, 산모가 능동적인 역할을 하는 사람이 아니라는 암시가 있다. 런던에는 '능동적 출산 센터'가 있고 그에 따라 다른 곳에서도 이탈리아의 '나시타 아티바', 제네바의 '네상스 악티브' 등 비슷한 취지의 단체들이 생겨나게 되었다. 독일의 '출산 준비 협회'는 NCT와 '능동적 출산' 모두와 유사점을 가지고 있다. 프랑스에는 영국에 비교할만한 전국 규모의 큰 단체는 없었으나 작은 지역단체들이 많이 있어왔다.

미국에 근거를 둔 '국제 출산교육협회(ICEA)'는 NCT와 아주 비슷하다. 그것은 소비자들과 출산교육자들로 이루어진 하나의 우산 조직으로서, 대안적 출산방법에 대한 지식에 근거해서 스스로 선택할 자유를 권장한다. 그것은 42개국에 회원이 있으므로 정말로 국제적 기구라 할만하다. 미국에서 대부분의 그룹들은 출산을 특정 관점에서 보며 특정의 주요 목표를 가지고 있다. 예를 들어, 제왕절개 방지운동(CPM)의 후신(後身)인 '국제 제왕절개 인식 네트워크(ICAN)', '계몽된 출산', '신 토착성', '미국 가정산과대학', '출산센터협회' 또는 '전미 아동출산센터협회'들은 분명한 목표를 가지고 있다. 리 스튜어트와 데이빗 스튜어트가 1975년에 설립한 '안전한 대안적 출산을 위한 전미(全美) 부모·전문인 연합'은 그것을 목표로 내세우진 않지만 가정분만을 권장하는 소임을 맡고 있는 것으로 잘 알려져 있다.

같은 식으로 '미국 모자(母子)건강 재단'과 그 설립자 도리스 헤어는 세계 여러 다른 분야의 단체와 개인들 사이의 연결을 만들고 강화하는 것으로 명성이 높다. 도리스 헤어는 자연분만의 롤런드 셰브리오트라고 할만하다.

미국의 어떤 그룹들은 철학적인 특수성을 가지고 있다. 캐시 도브가 만든 '버스워크스(Birthworks)'의 경우가 그렇다. 그것은 교육과 자기성찰, 자신감 있는 행동을 통해 여성의 자신감, 진리, 자신의 출산능력에 대한 믿음을 발달시킨다는 철학을 구현한다. 나는 '출산의 방법들'을 장려하는 것을 목표로 하는 단체들은 일부러 언급하지 않는다. '방법'은 어느 것이든 쉽사리 산업적 출산에 통합되어버릴 수 있다.

자연분만운동은 또, 너무나 한정적인 역할을 하기 때문에 우리의 분류에 들어갈 수 없는 그룹들도 포함한다. 예컨대, 안드레아 로버트슨이 만든 '오스트레일리아 출산교육협회(CEA)'는 건강전문가들을 위한 워크숍, 세미나, 회의를 조직하는 데 독특한 명성을 획득했다. 나는 경험으로 CEA가 조직한 오스트레일리아 주요 도시에서의 학습의 날 프로그램을 통해 거의 1,000명의 조산원들과 연락을 할 수 있다는 것을 안다. 오스트레일리아의 인구를 생각할 때 그건 정말 인상적인 수이다. 영국의 '산모를 위한 서비스 개선 협회(AIMS)'와 그 설립자 베버리 로렌스 비치는 산업적 출산의 근본에 도전하는 과학적 연구들을 추적하여 공중에게 널리 알리는 독보적인 역할을 하고 있다.

자연분만운동은 조산술의 부활을 준비하는 그룹들의 활동이 없다면 희망이 없을 것이다. 조산술의 부활은 출산의 산업화 이후 시대로 들어서기 위한 전제조건이다. 바로 그 때문에 우리는 대안적인 조산원 학교를 만든, 이탈리아의 '일 마르수피오', 러시아의 '영성적 조산술', 영국의 '래디컬 조산원협회', 미국의 '오늘의 조산술'과 같은 단체들의 중요성을 인정해야 한다. '오늘의 조산술'과 잔 트리튼을 중심으로 한 구성원들은 미국, 자메이카, 일본, 영국, 프랑스, 중국 등 다양한 나라들에서 국제회의를 조직했다.

이들 회의의 주요 의제는 항상 진정한 조산술의 재발견이었다. 그럴 기회가 생기면 그 그룹들은 개인들에 관련해서만이 아니라 문명의 관점에서 문제를 제기할 능력을 가지고 있다. (그럴만한 이유도 있지만) 자연분만운동에 참여하는 다수 소비자단체들은 이와 다르다. 소비자단체들은 출산에서의 선택을 권장하고, 임신부들의 옹호자가 되는 경향이 있다. 한 여성이 임신을 하면 그는 자신의 임신과 자신의 아기에 대해서 주로 생각하게 된다. 잡지와 책의 출판인들이 목표로 하는 것은 끊임없이 재생되는 임신부들의 시장에 손을 뻗는 것이다.

이렇게 출산의 문제를 확산시키는 데 있어서의 어려움은 새로운 각성의 도래를 지연시킬 수 있다. 나 자신의 경험을 예로 들자면, 책 제목에 '출산(birth)'이라는 말이 포함되어 있으면 책을 출판하기가 훨씬 쉽지만, 출산의 문제를 간접적으로 소개하기는 어렵다. 그러나 내 책들 중에서 나 자신이 높이 평가하는 것들은 《생태적 인간의 기원》, 《프라이멀 시기의 건강》 그리고 《사랑의 과학화》이다. 《생태적 인간의 기원》에 관해서는 아주 의미심장한 일화가 있다. 이 책은 1979년에 출판되었고 어머니 대지에 대한 존경심이 어떻게 발달해왔는지에 관한 책인데, 마지막까지도 출판사에서는 제목에 '출산'이라는 단어를 넣도록 종용했다. 프랑스어판에서 나는 그의 충고를 고려하지 않았는데, 그 책이 다른 언어로 출판되었을 때 이상스럽게도 제목이 달라져 있었다. 그래서 《생태적 인간의 기원》이 독일어로 《인간의 태어남》이 되었다. 또 어떤 단체에 소개되었을 때 제목에 '출산(birth)'이라는 단어가 들어 있지 않은 책은 무시해버리는 것이 일상적인 일임을 알게 되었다.

출산에만 관련된 어려움에도 불구하고, 20세기 말까지 산업화된 농업과 산업적 출산을 함께 바라보는 것이 가능했다. 이 두가지 인간활동의 유사점이 다른 점보다 더 눈에 띄었다. 그런데 새로운 천년에 들어서고 나서는 그렇지가 않았다. 중요한 차이는 일련의 재앙이 농업에 관해 새로운 각성을 불러일으켰다는 것이다. 출산의 역사는 그와 같은 단계에 이르지 않았다. 우리는 어떤 재앙을 기다리고 있는 것인가?

8. 우리는 어떤 재앙을 기다리고 있는가

여행에 관련해서 내게는 나름의 원칙이 있다. 어떤 도시에 머무를 때 그곳이 얼마나 안전한지 알 필요가 있다 — 어두워진 후에 거리를 걸어도 되는가? 믿을만한 범죄 통계자료를 얻을 수 없으므로 나는 그 지역의 출산 통계를 찾아본다. 나의 원리는 범죄율과 산과적 개입의 비율에 상관관계가 있다는 것이다. 예컨대, 상파울로, 멕시코시티, 로마, 아테네 등, 제왕절개의 비율이 천문학적으로 높은 곳에서는 아주 조심을 해야 한다는 뜻이다. 한편 도쿄, 스톡홀름, 암스테르담처럼 산과적 개입의 비율이 비교적 낮은 곳에서는 나는 상당히 안심을 한다. 런던, 파리, 프랑크푸르트, 시드니 등은 그 중간이다.

이 어림짐작의 상식은 과학적으로 확립된 상관관계에 의해 곧 입증될 것이다. 이것이 인과관계를 확립하기 위한 첫 단계가 될 것이다. 대중매체들이 그 자료들을 외면하지 않는다면 사람들에게 각성을 촉구하는 효과는 굉장할 것이다. 나는 수백가지 중에서 가능한 하나의 시나리오를 기대하고 있다. 현실에서는 아무도 산업적 출산에 관련하여 무엇이 그 '대각성'의 순간을 촉발시킬지 예견할 수 없다.

지금까지 각성을 촉구하는 데 가장 효과적이었던 요인은 재난들이었다. 인간들은 수많은 새로운 방법으로 신(神)을 흉내내려 하였고 뒤늦게 장기적인 안목의 부족으로 생긴 문제점들을 깨달았다. 화석연료 연소의 결과로 날마다 탄산가스와 그 밖의 온실가스들이 몇톤씩이나 대기 속으로 쏟아져 나오고 있다. 1970년대 초에 나는 이미 생태주의적인 출판물들에 일상적으로 표현되는 관점에 익숙해 있었다. 머레이 북친 같은 저자들에게는 머지않은 장래에 풍력과 태양에너지 등 재생가능한 에너지원에 기초한, 근본적으로 새로운 방향을 택할 수밖에 없으리라는 것이 이미 분명했다. 상식적으로 생각해도 대기를 계속해서 변화시키는 것은 통제할 수 없는 기후변화를 초래할 것임을 짐작할 수 있었다. 그때 이래로 권위있는 과학자들로부터 수많은 경고가 있어왔다.

그러나 우리는 2000년대에 들어서서 이상기후에 의한 재난이 점점더 흔해진 다음에야 광범위한 대중의 반응을 볼 수 있게 되었다. 우리는 인류 역사에서, 가장 강력한 정치지도자들이 지구의 건강이 다른 많은 것들에 우선해야 한다는 점을 깨닫게 되는 시기에 들어섰다.

예측을 위한 유용한 도구

현재의 과학적 맥락 속에서 우리는 어떤 종류의 재난이 산업적 출산의 위험을 밝혀줄 것인지 예측해야 할 입장에 있다. 누구든 우리의 '초기' 건강연구 자료은행(www.birthworks.org/primalhealth)에 쉽게 접속할 수 있다. 이 자료은행에는 수백가지 참고자료와 권위있는 의학잡지·과학잡지에 실린 연구의 요약들이 있다. 그 모두는 '초기' 동안에 일어난 일의 장기적인 결과에 관한 것이다. '초기'는 태아기, 출생 전후의 시기, 출생 후 1년을 포함한다. 그런 연구들은 현행 분류기준에 맞지 않기 때문에 찾아내기가 쉽지 않다. 바로 그래서 그 자료은행이 있는 것이다.

자료은행을 훑어보면, 의학의 모든 분야에서 성인의 질병과 그 사람이 태중에 있을 때 어머니에게 일어난 일 사이의 상관관계를 찾는 연구들이 있었다는 것을 당장 알 수 있다. 수많은 그런 연구들을 통해서 우리의 건강은 태내에서 크게 형성된다고 결론을 내리는 것조차 가능하다. 그러나 가장 극적이고 공격적인 산업화의 충격은 아기가 태어나는 바로 그날에 일어나므로 우리는 우선 출산 자체와의 관계를 알아보는 연구들을 찾아보아야 한다.

출생의 날

그런 연구들은, 출산합병증, 소생술, 출산 시 사용하는 마취제, 출산 시의 투약, 진통, 진통 유도, 진통 중 태아질식, 제왕절개 분만, 가사상태, 겸자, 흡입분만, 두개강 내 혈종 등의 키워드들을 통해서 쉽게 찾아낼 수 있다. 그런 키워드를 입력해서 우리는 출산 전후 시기에 관련된 것으로 보이는 여러가지 상태들을 찾아낼 수 있다. 우리가 태어날 때 어떤 식으로 태어났는가 하는 것은 장기적으로 사교성, 공격성 등, 혹은 달리 표현해서 사랑하는 능력에 관련되고 있다는 것이 당장에 분명해진다. 더 정확히 말하자면 연구자들이 사랑하는 능력 – 자신이든 타인이든 – 의 손상을 나타내는 사람들의 배경을 조사했을 때 항상 출생 시에 위험요인이 있었음을 발견하였다. '사랑하는 능력의 손상'은 이 모든 조건들 사이의 연결을 강조하는 아주 편리한 용어이다. 더욱이 연구자들이 출생을 전후한 시기에 위험요인을 발견했을 때 그것은 항상 우리시대에 한정된 아주 중요한 문제에 관련된 것이었다.

미성년의 폭력적인 범죄는 말할 것도 없이 화젯거리이다. 그것은 '타인을 사랑하는 능력 손상'으로 볼 수 있다. 애드리언 레인의 광범위한 권위있는 연구에 따르면, 18세에 폭력적 범죄자가 되게 할 소인들 중에 출산합병증이 들어있다.

자신을 사랑하는 능력의 손상이 표현되는 방식은 많이 있다. 물론 가장 극적인 자기파괴 행동은 자살이고, 그중 가장 화제가 되는 것은 10대 청소년의 자살이다. 그것은 다른 문화에는 알려져 있지 않은 새로운 현상이며 오늘날 모든 산업국가들에서 사춘기 아이들의 죽음의 주된 원인이다. 국립통계국 자료를 사용한 가장 신뢰할만한 평가에 따르면 오스트레일리아의 15~24세 남성의 자살비율은 1964년 10만명당 8.7명에서 1997년에는 10만명당 30.9명으로 증가했다.

이 자료에 의해서, 우리는 자살을 할 위험은 그 10대 아이들이 태어날 무렵에 산과의 역사가 어떤 단계에 있었는지에 달려있다고 말할 수 있다. 우리 자료은행에 있는 10대 자살에 대한 유일한 연구가 그 사람이 태어날 때의 위험요인들을 발견하였다는 것은 의미심장한 일이다. 출생 시 소생술 사용은 중요한 위험요인 중 하나이다. 또한 자살에 사용된 방법을 살펴본 스웨덴의 버칠 야콥

손의 일련의 연구결과에는 생각해볼만한 점이 있다. 기계적인 측면에서 분만에 어려움이 있었던 사람들은 자살을 해도 폭력적인 기계적 수단을 사용하는 경향이 있다(높은 곳에서 뛰어내리기, 달리는 기차에 뛰어들기, 총기 사용 등). 한편, 질식에 관련된 자살은 출생시에 있었던 질식상태 경험과 긴밀한 관련이 있다.

약물중독 같은 보다 섬세한 자기파괴 행동도 크게 논란이 된다. 스웨덴과 미국에서의 여러 연구에 따르면 어머니가 출산 시에 특정 진통제를 사용한 사람들이 약물중독자가 될 위험이 더 크다고 한다. 신경성 무식욕증도 자신을 사랑하는 능력의 손상으로 볼 수 있는데, 그것은 우리사회에서 특히 흔하다. 스웨덴 여성 인구 전체를 포함하는 대규모 연구에서 출생 시 위험요인의 중요성이 드러났다. 통계적으로 말해서 가장 중요한 위험요인은 두개강 내 혈종을 가지고 태어나는 것이다. 두개골 뼈 중 하나의 안쪽에 혈액이 모인 것을 말하는데 그것은 그 출산이 기계적인 관점에서 어려움이 있었음을 나타낸다.

자폐증 역시 사랑하는 능력의 손상으로 볼 수 있다. 자폐증을 가진 사람들은 남들과 교제하지 않는다. 10대일 때는 데이트를 하지 못하고 성인이 되어서는 아이들을 갖지 않는다. 자폐증에 대한 나의 관심은 콘라드 로렌츠와 칼 폰 프리쉬와 함께 노벨상을 공동수상한 니코 틴버겐을 만났던 1982년에 시작되었다. 동물행동 관찰에 익숙한 행동학자로서 그는 특히 자폐증 어린이들의 비언어적 행동을 연구했다. 현장 행동학자로서 그는 자기들의 집에서 아이들이 어떻게 행동하는가를 조사했다. 그는 관찰한 것을 자세히 묘사했을 뿐 아니라 동시에 자폐증이 일어나기 쉽게 하거나 증상을 악화시킬 수 있는 요인들을 제시했다.

그는 겸자를 깊이 사용한 출산, 마취제하에서의 출산, 출생 시 소생술 사용, 진통 유도 등이 아주 명백한 요인이라는 것을 발견했다. 내가 그를 만났을 때 그는 다른 사람과 눈을 맞추지 못하는 자폐증 환자의 성향과, 출생 시 아기가 엄마와 서로 눈을 마주본 일이 없었던 사실 사이에 있을 수 있는 관계를 탐구하고 있었다. 틴버겐(과 그의 아내)의 연구는 자폐증을 '초기' 건강연구의 관점에서 탐구한 최초의 시도이다.

내가 1991년에 일본 구마모토(熊本) 출신 심리분석가 료코 핫토리의 보고를 특별한 관심을 가지고 읽은 것은 아마도 내가 니코 틴버겐을 만났기 때문일 것이다. 핫토리는 출생 장소와 자폐증이 될 위험과의 관계를 평가했다. 그는 어떤 병원에서 태어난 아기 중에 자폐증이 더 많은 것을 발견했다. 그 병원에서는 일상적으로 분만 예정일보다 1주일 전에 유도분만을 했고, 분만 시에 여러 약물로 된 복잡한 혼합물질을 사용했다.

태어나기 전

산업적 출산은 또 잠재적인 문제들에 초점을 둔, 특정 유형의 산전관리를 의미한다. 모든 임신부들에게 임신의 여러 단계에서 수많은 검사들을 일상적으로 행한다. 단순한 생리적 적응 반응들을 질병으로 간주하여 기괴한 용어로 이름을 붙여놓았다. 예를 들어 탄수화물대사의 일시적 조정작용을 '임신성 당뇨'라고 부른다. 태반이 잘 활동하고 있다는 신호인 혈액량의 증가를, 평소보다 혈액이 묽어졌고 따라서 헤모글로빈 등의 농도가 낮아졌다고 해서 빈혈로 본다. 반복된 산전검사들은 왕왕 임신한 여성들의 마음에 불안감을 심어주어 아주 부정적인 영향을 미친다. 나는 그것을 '노시보 효과(Nocebo effect)'라고 부른다. 그러므로 우리의 자료은행을 탐색할 때 임신 중의 변화된 정서상태가 어떤 장기적 결과를 가져오는지에 대한 연구를 보아야만 한다.

이러한 연구들 중 다수가, 임신한 여성의 정서상태가 장기적인 영향을 미치는 분야는 역시 사교성, 공격성 등, 다시 말해서 사랑하는 능력임을 암시한다. 이들 연구 중 가장 오래된 것은 핀란드에서 나왔다. 두명의 심리학자가 유복자인 아이 167명을 찾아내고, 또 출생 후 돌이 되기 전에 아버지를 잃은 아이 168명을 찾아냈다. 그리고 이들이 35세 될 때까지의 의료기록을 추적했다. 그 아이들은 모두 아버지 없이 자랐으나 태중에 있을 때 아버지를 잃은 이들에게서만 범죄, 알코올중독, 정신질환 등의 비율이 높았다.

원하지 않은 임신에서 태어난 아이들에 대한 연구도 비슷한 결론을 보여준다. 1950년대 말에 스웨덴 고텐부리의 한 팀이, 임신중절을 신청했으나 받아들여지지 않아 태어난 아이들을 사회-정신분석학적 관점에서 조사하는 연구를 시작하여, 240명을 우선 21세까지 추적조사하였다. 그리고 나서 35세까지 연장하여 연구를 완성하였다. 결론은 어머니가 임신중절을 신청했던 아이들의 사교성은 낮았고, 그런 차이는 35세에까지도 나타난다는 것이었다.

프라하의 연구는 1961년에서 1963년 사이에 임신중절 신청을 하고 거절당한 어머니들에게서 태어난 아이 220명에 기초한 것이었다. 네번의 검토결과가 출판되었다. 30세 때의 190명의 여자들을 대응될 수 있는 대조군과 비교조사했다. 스웨덴에서와 마찬가지로 이들에게서도 사교성이 낮았다. 핀란드에서는 1966년에 1만 1,000명의 임신한 여성들을 포함한 연구가 있었다. 임신 6~7개월에 그 임신이 원한 것이었는지, 시기는 좋지 않지만 원한 임신인지, 아니면 원치 않은 임신인지를 물었다. 그중 원하지 않은 임신으로 태어난 사람들에게서 다른 사람들보다 정신분열증의 위험이 훨씬 높았다.

물론 산업화된 산전관리로 초래된 정서상태의 변화는 위에서 언급한 것 등과는 성격이나 심각성이 같지 않다. 그러나 행동과 사교성의 분야에서 장기적인 영향을 예견해야 한다고 결론지을 수 있다. 더욱이 상식적으로 보아 어머니가 임신 중일 때 일어난 일과 출산시에 일어난 일 사이의 상관관계를 무시하는 것은 억지이다. 예컨대 어머니가 분비하는 스트레스 호르몬으로 아기가 태어나기 전에 더 허약해졌으면 출생 시 아기가 가사상태가 될 위험이 증가할 것이다. 관찰되고 기록되는 것은 출산 시의 문제들뿐이다.

그렇다고 일의 발단이 출생일에 시작된 것이라는 의미는 아니다. 어쨌든 '대각성의 순간'이 발생하면 그것은 아마도 행동, 사교성, 공격성 등, 사랑하는 능력에 있어서 나타나는 문제로 인해서일 것이다.

추측

새로운 깨달음을 초래할 수 있는 사건들이 어느 방향에서 올지를 예상하기는 쉬운 것 같지만, 언제 그리고 꼭 어떤 일이 일어날지는 예측할 수 없다. 기회가 될만한 것을 놓친 일이 이미 있었다. 예를 들어, 마약중독과 산과에서의 의료처치를 연관짓는 연구들이 발표되었을 때, 영향력 있는 저널리스트들은 그 데이터를 보고 "아! 아! 이제야 '무통분만' 시대에 태어난 젊은 미국인들에게 중독성 약물이 왜 그토록 필요한지 이해할 수 있다"고 말할 수도 있지 않았을까. '무통분만'에는 모르핀 주사가 포함되어 있음을 상기하자.

기회를 놓친 예는 최근에도 있었다. 프랑스에서 경찰들이 전례가 없이 증가한 범죄에 대처할 수가 없어서 대규모 시위를 일으킨 일이 있었다. 프랑스 전체 범죄율은 2000년과 2001년 사이에 7.69퍼센트 증가했고, 그중 폭력범죄 증가는 8.04퍼센트였다. 프랑스의 정당들은 모두 더 많은 경찰관이 긴급히 필요하다는 데 동의한다. 영향력 있는 어떤 기자가 그 기회에 여러 나라에서의 경찰의 숫자를 아기들이 태어나는 방법과 연관지어 검토해보았더라면 어땠을까?

그랬다면 우선 적어도 서유럽의 두 나라, 네덜란드와 이탈리아의 통계를 보았을 것이다. 네덜란드는 80퍼센트의 조산원들이 독립해 있고 따라서 힘을 가지고 있으며, 비교적 적은 수의 잘 훈련된 산과의사는 예외적이거나 병리적인 상황에서 전문가다운 역할을 한다. 네덜란드의 통계는 독특하다. 30퍼센트가 가정출산이고 전반적으로 수술에 의한 출산은 낮은 비율이다. 반면 이탈리아는 유럽에서 인구 비례로 산과의사가 가장 많고 수술분만 비율이 가장 높아서 특별하다. 프랑스는 두가지가 모두 중간 정도이다. 이탈리아보다 조산원이 많지만 네덜란드의 조산원들보다 훨씬 힘이 없다. 프랑스의 전형적인 조산원은 인습적인 대규모 산과병원의 복잡한 의료팀의 한 구성원일 뿐이다. 출산과정에 있어서의 의료적 개입 비율은 네덜란드의 경우보다 훨씬 높지만 이탈리아보다는 낮다.

그런 조사에서 당연한 의문이 생겨날 것이다. 1,600만 인구의 네덜란드에서 전부 4만명의 남녀경찰(1,000명당 2.5명)만 가지고 치안을 유지하고 있다는 것을 어떻게 설명할 것인가? 동시에 프랑스에서는 인구 6,100만에 22만의 경찰(1,000명당 3.6명)로도 부족하다는 것이다. 이탈리아와 네덜란드를 비교했을 때, 특히 연간 범죄 건수의 공식 통계(인구 1,000명당 이탈리아는 41건, 네덜란드는 15건이다)를 보았을 때 그 차이는 더욱 두드러진다.

이제 다음번 기회는 무엇일지 우리는 추측만 해볼 수 있을 뿐이다.

나의 첫번째 추측은 사랑하는 능력이 손상되었음을 보여주는 수없이 많은 현상들 중 하나에 관한 놀라운 통계가 전세계에 널리 출판되리라는 것이다. 그 많은 현상들 중에는 '초기' 건강의 관점에서 연구된 일이 없고 우리 자료은행에서 언급되지 않은 것들이 있다. 그에 관한 잘 계획된 대규모의 연구가 권위있는 의학잡지나 과학잡지에 실릴 것이다. 이 연구는 화제가 된 그 특정 사실과 산업적 출산의 전형적인 어떤 면 사이의 강한 연관을 분명하게 보여줄 것이다.

이런 계통의 연구를 계획하고 수행하고 출판하는 데는 큰 어려움들이 있다. 가장 중요한 것은 성인의 건강상태와 그 사람이 태어날 때 있었던 일 사이의 연관성을 조사하는 것은 정치적으로 옳지 않은 일로 생각될 수 있다는 것이다. 이것이 내가 자폐증을 연구한 니코 틴버겐과 료코 핫토리, 일반적인 자기파괴 행동과 특히 약물중독을 연구한 버칠 야콥손, 10대의 자살을 연구한 리 소크, 소년범죄를 연구한 애드리언 레인과 나눈 대화에서 얻은 결론이다. 그들 모두는 윤리위원회의 반대를 포함해서 수없이 많은 장애를 극복해야 했다.

나는 흔히 처음 연구를 한 사람조차 다시 하지는 않는 그런 연구들에 대해 언급할 때 '막다른 골목 역학(疫學)'이라는 용어를 만들어 썼다. 그런 연구 중에는 화제가 되는 연구도 포함되어 있다. 권위있는 의학잡지나 과학잡지에 게재되어도 그런 연구들은 의학공동체와 대중매체들이 외면한다. 나는 그 용어를, 결과가 분명히 밝혀졌는데도 같은 연구를 계속 반복하는 경향을 비난하는 뜻으로 사용해온 '순환적 역학'이라는 용어와 대조를 이루기 위해 사용했다. 나는 어떤 연구가 정치적으로 옳으면 '순환적'으로 된다는 결론을 얻었다. '막다른 골목' 연구는 새로운 깨달음이 위험하게 지연되는 이유이다.

인류의 미래에 결정적으로 중요한 연구들은 정치적으로 옳지 않다. 그런 악순환을 어떻게 끊어야 하는가? 우리는 정말로 재난을 기다려야 하는가? 이미 전개되고 있는 재난을 해식힐 수 없다고 주장하는 것이 더 적절한 일인가?

우리의 예상과 추측은 대부분 '초기 건강연구' 자료은행을 개관한 것에 기초를 두고 있다. 새롭게 개발된 다른 과학분야들도 내가 '사랑의 과학화'라고 부르는 이 과학적 혁명에 참여하고 있다. 그들에게서 우리는 무엇을 배울 수 있는가?

9. 사랑의 과학화

사랑은 전통적으로 시인과 예술가, 소설가, 철학자, 종교경전들의 영역이었다. 21세기의 초엽에 사랑은 여러 과학적 관점에서 연구되고 있다. 사랑의 본성을 탐구하는 수많은 전문화된 접근방법이 존재하고 있기 때문에 그 현상의 중요성을 놓치기 쉽다.

새천년 새벽의 새 질문들

진정한 과학의 진보는 항상 새로운 질문들을 불러일으킨다. '사랑의 과학화'의 경우에도 그렇다. 지난 세월 동안 사랑의 여러 면을 묘사하고 사랑을 증진시키기 위해 가능한 모든 수단이 사용되었다. 수없이 많은 철학자들이 사랑의 본성에 대해 말했다. 그러나 역설적으로 사랑의 능력이 어떻게 계발되는지는 아무도 궁금히 여기지 않았다. 오늘날 우리는 이 질문을 하게 되었는데, 그것은 과학적 자료가 대답을 제시하기 때문이다. 이 자료들은 어린 시절, 특히 출생 직후의 짧은 결정적 시기의 경험이 몹시 중요함을 말해준다. 비슷한 이유에서 우리는, 갑자기 왜 모든 사회가 의식적(儀式的)으로, 예컨대 초유(colostrum)가 오염되어 있다거나 해로운 것이라는 믿음을 전파함으로써 어머니와 아기의 첫 접촉을 방해하는지 궁금해진다. 우리가 여러 새로운 과학적 관점에서 출생 후 첫 한시간이 사랑의 능력 발달에 아마도 결정적일 것이라는 사실을 알게 된 이 시점에 그런 질문을 할 수밖에 없다. 우리는 긴 세월 동안 대부분의 인간집단의 기본적 생존전략은 자연을 지배하고 다른 인간집단을 지배하는 것이었음을 잊지 말아야 한다. 따라서 사랑의 능력보다는 인간이 가진 잠재적인 공격성을 계발시키는 것이 진화의 관점에서 유리하였다. 이런 의미에서, 어머니와 아기의 첫 접촉을 방해할 필요가 있었다.

보완적 접근방법

사랑의 과학화에는 있는 그대로의 사실적 데이터를 제공하는 '초기' 건강연구 외에 다른 학문분야들이 관련되어 있다. 그들은 서로 보완적이다. 여러 접근방법을 통해 동시에 비슷한 결론이 제시되었을 때 그것을 심각하게 고려해야 된다.

첫걸음

사랑의 과학화에 참여한 첫번째 학문분야는 행동학이다. 행동학자들은 동물들과 인간의 행동을 관찰한다. 전통적으로 행동학자들은 어머니와 아기 사이의 애착관계에 특별한 관심을 가지고 있다. 어떤 종이든 간에 포유류에서는 출생 직후 다시는 반복되지 않는, 짧지만 결정적인 기간이 있다는 것을 항상 확인하였다. 우리는 특히 할로우의 연구를 언급해야 하는데, 그는 인간과 가까운 종인 원숭이를 조사했기 때문이다. 더욱이 그는 원숭이들이 다 자랄 때까지 추적하여 출생 시 어미와 새끼 사이의 첫 접촉이 방해를 받은 방식과, 다 자란 후의 성적인 행동과 어미 노릇에서 나타나는 변화 사이의 상관관계를 확인할 수 있었다.

호르몬과 행동

사랑의 과학화는 1968년 터켈과 로젠블라트가 처녀쥐들에게 막 출산한 쥐의 피를 주입했을 때, 새로운 단계에 들어섰다. 처녀쥐들은 어미들처럼 행동했다. 터켈과 로젠블라트는 출산 직후의 어미쥐들의 피에는 모성애를 유도할 수 있는 호르몬이 들어있다는 것을 증명했다. 이 역사적인 실험에 뒤따라 1970년대에 출산을 전후해서 분비량이 달라지는 에스트로겐, 프로게스테론, 프로락틴 같은 호르몬이 행동에 미치는 영향에 대한 연구가 많이 쏟아져 나왔다.

옥시토신 호르몬이 행동에 중요한 영향을 미친다는 것은 1979년이 되어서야 알게 되었다. 그 전에는 이 호르몬의 기계적인 효과 — 출산과 후산을 위한 자궁수축을 일으킨다는 사실만 알려져 있었다. 그것은 젖을 내뿜는 유방세포의 수축을 자극한다. 프란게와 페데르센은 옥시토신을 포유류의 뇌에 직접 주입하면 모성적 행동이 초래된다는 것을 발견했다. 이 실험이 발단이 되어 이 호르몬이 행동에 미치는 영향에 관한 연구가 폭발적으로 쏟아져 나왔다. 우리는 이 연구들로부터 알게 된 것들을 종합하여 옥시토신은 전형적인 이타적 호르몬이라고 말할 수 있다. 그것은 '사랑의 호르몬'이다. 사랑의 어떤 면을 생각하든 옥시토신이 관련되어 있다. 어머니가 분만 동안에 엔도르핀을 분비한다는 것을 알게 된 것도 1979년이었고, 1981년에는 태아도 자신의 엔도르핀을 분비한다는 것을 알게 되었다. 또한 모르핀 계열의 물질들은 모두 의존상태를 유도할 수 있다는 것은 이미 잘 알려져 있다.

그때부터 행동학자들이 소개한 결정적인 시기의 개념을 이해하는 것이 가능해졌다. 이제 우리는 분만 중에 분비된 다양한 호르몬 모두가 분만 후에도 사라지지 않으며, 어머니와 아기 사이의 상호작용에 특정한 역할을 한다는 것을 이해할 수 있게 되었다. 출산 바로 후에 어머니와 갓난아기는 아주 복잡하고 특수한 호르몬의 균형상태에 있다.

우리는 생리학적 조건에 따라 어머니의, 사랑의 호르몬이며 후산에 필요한 호르몬인 옥시토신 분비가 최고조에 이를 수 있음을 안다. 옥시토신 분비가 최고에 이르면 모성호르몬인 프로락틴 수치도 높아진다. 옥시토신과 프로락틴의 연결은 아기에 대한 사랑을 의미한다. 옥시토신이 프로락틴과 연결되지 않는 상황들도 있는데 그것은 사랑의 다른 면이다.

출산 직후에 어머니와 아기는 일종의 모르핀 영향하에 있다. 어머니와 아기가 모르핀 비슷한 호르몬이 두뇌에 가득 남아있는 채로 서로 살갗을 맞대고 마주 바라보고 있을 때 그것이 상호의존의 시작이며 애착의 시작이다. 어머니와 아기 사이의 이 최초의 상호작용에 포함된 호르몬들에 대해 완전하게 알아보는 것은 불가능한 일이다. 그것은 너무나 복잡하다. 다만 보통 공격성과 관련짓는 아드레날린 계열의 호르몬들조차도 출산 직후에 하는 역할이 있다는 것만 강조하기로 하자. 아기가 태어나는 바로 그 순간 어머니는 보통 기운이 충만해져서 꼿꼿이 앉거나 무엇인가를 꽉 잡는 경향이 있다. 이것은 아드레날린이 갑작스럽게 쏟아져 나온 결과이다. 흔히 출산 직후 어머니가 무릎을 꿇거나 바닥에 앉은 채 몸을 꼿꼿이 세우는 경향이 있는 것은 바로 이 때문이다. 일반적으로 포유류 동물의 어머니가 출산 직후에 민첩한 경계의 자세를 취하고, 심지어 공격적으로 되는 것은 필요한 일이다. 공격성은 모성적 사랑의 한면을 차지한다. 아기도 분만 시의 강력한 수축작용 동안 아드레날린 계열의 호르몬을 분비할 필요가 있다. 이 '노르아드레날린'의 많은 영향 중 하나는 아기가 동공이 확장된 상태로 태어난다는 것이다. 이것은 어머니에게 주는 신호이며, 인간의 어미와 갓난아기 관계의 중요한 부분이 이 눈과 눈의 접촉인 것같이 보인다.

호르몬에 관련한 이런 접근방법은 성(性)이 온전한 하나라는 것을 이해하는 데 도움을 준다. 동일한 호르몬이 성생활의 다른 면들, 즉 성관계, 출산, 젖먹이기에 관련되어 있다. 두 범주의 호르몬들 — 이타적 호르몬인 옥시토신과 우리의 '보상체계(reward system)'라고 생각할 수 있는 엔도르핀 — 이 항상 관련되어 있다. 더욱이 그와 유사한 시나리오가 끊임없이 재생산된다. 각각의 성적 사건의 마지막 단계는 항상 '방출반사(ejection reflex)' — 정자 방출반사, 태아 방출반사, 젖 방출반사 — 이다. 현대 생물학이 가능케 한 성생활에 대한 이런 통합된 관점은, 문화적 환경이 일상적으로 출산의 과정을 방해할 때 그것은 사실상 성(性) 전체에 — 사랑하는 능력 전체에? — 영향을 주는 것임을 암시한다.

양들과 문명

이 문화적 환경에 대한 언급은 사랑의 과학화가 동물실험들에 많은 것을 빚지고 있음을 강조할 기회를 제공한다. 따라서 이런 경험들로부터 우리가 무엇을 배울 수 있는지, 그리고 우리가 배울 수 있는 것의 한계를 분명히하는 것이 타당하다. 예를 드는 것이 좋을 것 같다. 어미양들이 새끼를 낳을 때 에피듀럴 마취제를 주면 그 양들은 자기 새끼들을 돌보지 않는다는 것이 발견되었다. 우리는 에피듀럴 마취제의 효과가 인간에게서는 훨씬더 복잡하다는 것을 알고, 그 이유도 안다. 인간은 언어로 의사소통을 한다. 그들은 문화를 만들어낸다. 인간의 행동은 호르몬의 균형에 그렇게 직접적으로 영향을 받지는 않는다. 한 여성이 자신이 아기를 낳을 거라는 걸 알게 되면 그 여자는 모성적인 행동을 하게 될 거라고 예상한다. 그렇다고 해서 우리가 인간 이외의 포유류에게서 배울 수 없다는 뜻은 아니다. 동물실험은 우리가 우리 자신들에 관해 제기해야 하는 질문들을 가리켜 보여준다.

인간에 관련해서는 '문명'이나 '문화'라는 용어가 질문에 포함되어야 한다. 어미양들이 에피듀럴 마취제 영향하에서 새끼를 낳았을 때 자기 새끼를 돌보지 않았다면, 이것은 인간의 출산이 그런 식으로 계속 간섭을 받는다면 인간문명의 미래가 어떻게 될지를 걱정해야 된다는 것을 암시한다.

우리는 개인보다 문화와 문명의 관점에서 생각해야 하므로 사랑의 과학화에 민족학적 접근을 포함시키는 것은 타당하다. 문화들을 비교함으로써 우리는 무엇을 배울 수 있는가? 민족학은 데이터베이스들을 구축하여 스스로를 과학으로서 자리매김하였다.

따라서 다른 문화들의 주요 특징들을 아기들이 태어나는 방법과 관련하여 연구하는 것이 가능하다.

민족학적 접근에서 얻은 첫째 결론은 모든 문화가 생리학적 과정, 특히 어머니와 아기의 최초의 접촉을 방해한다는 사실이다. 가장 보편적인 것은, 초유가 오염되어 있고 아기에게 해로운 것이며, 추출하여 내버려야 되는 것이라는 믿음을 퍼뜨리는 것이었다. 현대 생물학에 의하면 출산 직후의 초유는 소중한 것임을 상기하자. 또 갓난아기는 태어나서 한시간밖에 안되어서 젖꼭지를 찾을 수 있다는 것을 상기하자.

여러가지 믿음이 결합되어 서로를 강화시킬 수 있다. 예를 들어, 서아프리카 베닌의 어떤 종족들은 출산 후 24시간 동안 어머니는 아기의 눈을 들여다보지 말아야 한다는 믿음을 전해오고 있다. '나쁜 영혼들'이 아기의 몸에 들어가지 않도록 하기 위해서라고 한다. 어머니와 아기 사이의 첫 접촉은 또한 서둘러 탯줄을 끊고 씻기고 닦고 포대기에 꽁꽁 감싸고 발에 인식표를 달고 아기에게 '연기'를 쏘이고, 여자아이인 경우 귀를 뚫고, 추운 나라에서 문을 열고 하는 등의 의식(儀式)으로 방해를 받기도 한다. 민족학적 접근방법의 두번째 결론은 공격성과 생명파괴능력을 계발할 필요가 클수록 출산 전후 시기에 개입하는 의식이나 문화적 믿음들이 더 많다는 것이다.

이러한 문화적 환경들 사이의 비교는 또다시 한편으로 출산과 어머니-신생아 관계의 관련에 대해서, 다른 한편으로는 사랑하는 능력, 사교성, 공격성에 대해서 말하게 한다.

전례가 없는 상황

사랑의 과학화에 포함된 모든 관점들을 종합하여 출산의 역사가 왜 진정한 전환점에 있는지를 분석하기는 쉽다. 과거에도 모든 사회들이 이 일을 통제하려는 경향이 있었지만 21세기 벽두의 상황은 근본적으로 다르다.

최근까지 여성은 사랑의 호르몬이라는 복잡한 혼합물질을 분비하지 않고선 어머니가 될 수 없었다. 오늘날 산업적 출산의 현재 단계에서 대부분의 여성들은 이 호르몬 복합물질에 의지하지 않고 아기를 낳는다. 어떤 이들은 진통이 시작되기도 전에 결정을 하여 제왕절개수술을 받는다. 다른 이들은 호르몬 대체물들(보통 합성 옥시토신에 에피듀럴 마취제를 더해서)의 도움을 받아 자신들의 자연적 호르몬 분비를 막는다. 약물을 주입받지 않고 아기를 낳는 사람들조차도 흔히 모자관계의 결정적 순간에 후산을 위한 약물을 받는다. 합성 옥시토신 주사는 혈액과 두뇌의 장벽을 넘지 못하기 때문에, 행동에 영향을 주지 않는다는 사실을 강조해야 한다. 이처럼 광범위하게 행해지고 있는 산과적 관행이 불러일으키는 질문들은 문명의 관점에서 제기되어야 마땅하다.

이 모든 고려는 21세기의 맥락 속에서 생각되어야 한다. 우리는 인류의 생존을 위해 근본적으로 새로운 전략을 고안해내야 하는 시기에 있다. 오늘날 우리는 전통적인 전략들의 한계를 인식해가는 과정 중에 있다. 우리는 "'어머니 대지'에 대한 존경이라는 형태의 사랑을 어떻게 계발할 것인가?" 같은, 새로운 질문을 해야 한다. 지구 파괴를 멈추기 위해서 일종의 지구촌 통일이 필요하다. 우리에겐 전보다 더욱더 사랑의 에너지가 필요하다. 모성의 보호본능과 공격본능에 도전하는 온갖 믿음과 의식들은 진화론적으로 볼 때 그 의미를 잃고 있다. 지금은 바로 사랑의 과학화가 진보하고 있는 시기이다. 바로 그래서 이 잘 알려져 있지 않은 과학적 혁명의 한면을 인류역사에서 한 획기적 사건으로 생각해야 하는 것이다.

10. 꿀벌

20세기 역사를 빠르게 훑어보고 우리는 인간의 위험한 면에 대한 이해를 하게 되었다. 이것은, 교묘하고 세련되고 강력한 기술로 오래된 문제들에 대한 해결책을 찾는 능력과, 다른 한편으로 장기적으로 생각하지 못하고 새로운 발명들을 대량으로 활용하는 데서 일어나는 영향을 예견하지 못하는 무능력 사이의 거대한 모순이다. 인간의 이러한 특성을 보여주는 예는 수없이 많다.

꽃가루받이가 되지 않은 사과들

강력한 화학살충제의 광범위한 사용으로 전 지구상에 꿀벌이 부족하게 된 것은 의미심장한 예이다. 농부들은 항상 곤충, 설치류, 잡초로부터 농작물을 보호하려 애써왔다. 나 자신도 콜로라도 감자투구벌레의 대량 침입으로부터 감자밭을 지키기 위해 시간이 많이 드는 전통적인 방법을 사용한 경험이 있다. 그 일은 2차 세계대전 중인 1941년 프랑스의 마을에서였다. 그 마을의 학교에 다니는 아이들은 날마다 몇시간씩 투구벌레를 손으로 하나씩 잡아야 했다. 우리의 일은 매우 중요하게 생각되었으므로, 때때로 프랑스 관리들이 찾아왔고 독일 군인들도 찾아왔다. 그런 경험이 있으므로 나는 전쟁이 끝나고 몇년 뒤에 처음에는 미국에서 그리고 곧 유럽에서 신기한 합성살충제가 나타났을 때 농부들이 크게 열광한 것을 쉽게 이해할 수 있다. 1947년에 1억파운드 이상의 살충제가 이미 미국에서 생산되었다. 생산성이 높아지자 당연히 과일과 채소의 값이 내려갔다.

바로 그때, 앞서 지적한 것처럼, 이 모든 화학물질들은 꿀벌, 박쥐, 나비, 새들을 죽이고 있었다. 그런 생물들은 꽃가루를 옮기면서 농업에 결정적인 역할을 한다. 특히 꿀벌이 식물의 수정에 큰 역할을 한다는 것은 오랜 세월 동안 잘 알려져 있었다. 수꽃의 꽃가루가 암꽃에 옮겨지고 그러면 씨와 열매가 생겨서 새로운 식물을 만들어내고 이 식물은 또 다음 세대의 꿀벌들에게 꽃가루와 꿀을 제공하고…. 인간의 식량의 커다란 부분이 곤충의 수정이 필요한 농작물에서 나오며, 꿀벌은 주된 수정 곤충이다. 곤충의 수가 살충제 사용으로 크게 줄었을 뿐만 아니라 죽은 나무나 울타리 기둥 같은 곤충의 자연서식처가 경작지의 증가로 파괴되었다.

오늘날 꿀벌과 기타 꽃가루를 옮겨주는 곤충들의 부족으로 전세계 농작물이 피해를 입고 있다. 이들 곤충은 아주 중요하기 때문에 야생벌의 수효가 줄어든 곳에서는 양봉을 권장해야 되었다. 문제는 꿀벌과 다른 곤충들이 계속해서 사라지면 그 경제적 효과가 어떨지 평가하는 것이다. 현재의 경향이 바뀌지 않는다면 전지구적 식량공급은 심각한 위험에 처할 수 있다. 전문가들은 과일과 채소의 값은 올라갈 수밖에 없고 그 품질은 달라질 것이라고 생각한다. 꽃가루받이가 제대로 되지 않은 사과는 보통 더 작고 맛도 없다고 한다.

현재의 상황은 예상 가능한 것이었고, 지식 부족으로 생긴 일이 아니다. 우리는 50년 전에 곤충들이 꽃가루받이에 결정적인 역할을 한다는 것을 알았고, 화학물질들이 (해충뿐만 아니라) 꿀벌 등의 익충들도 남겨두지 않으리라는 것도 이미 명백했다. 물론 소수의 '괴짜' 과학자들이나 아마추어들이 정치적으로 옳지 않은 질문들을 신중하게 제기하기 시작하였다. 그러나 그들은 황야에서 설교를 하고 있는 셈이었다. 왜냐하면 내가 'Homo super-predator(약탈자 인간)'라고 부르는 인간의 변종은, 지구의 미래에 대하여 전혀 관심이 없고, 후세의 인간들에 대해 아무런 연민이 없기 때문이다. 이런 허약한, 혹은 약화된 생태적 본능은 사랑하는 능력 손상의 한 형태로 볼 수 있다. 우리는 끊임없이 기본적인 질문으로 되돌아가야 한다. 사랑의 능력은 어떻게 계발되는가?

토양 미생물

농업분야에서 그와 비슷한 예들은 너무나 많다. 산업화된 농업의 또하나 파괴적 영향은 질소비료와 농약의 과도한 사용에다 지나친 경작과 짚 태우기에서 생겨나는 토양의 질 저하이다. 모든 토양은 저마다 생명이 있는 것으로 생각해야 한다. 비옥한 토양에는 미세한 박테리아에서 커다란 지렁이에 이르기까지 수많은 생물들이 살고 있다. 렌즈를 통해서만 볼 수 있는 작은 곤충들도 많이 있다. 여러 종류의 공생적 균류가 식물들이 미량영양소를 흡수

하도록 돕는다. 이 모든 생명체들은 조화로운 전체로서 작용하고 그 속에서 각자는 저마다 독특한 역할을 한다. 안정된 좋은 부식토는 토양 미생물들에 의해 만들어진다. 존 소퍼는 비옥한 초지에서 토양 미생물 전체의 무게는 그 위에서 사는 소들의 무게와 맞먹는다는 것을 깨달을 때 토양 미생물의 범위를 이해할 수 있다고 말하곤 했다. 이것은 최근에 발견된 지식이 아니다. 존 소퍼는 32년간 열대에서 일하고 1958년 식민 농업국(Colonial Agriculture Service)에서 은퇴했다. 상식적으로도 토양의 질 저하를 예상할 수 있었을 것이다. 오늘날 전문가들은 일부 지역은 사실상 돌이킬 수 없는 죽음의 상태에 이르렀다고 본다. 물론 어떤 사람들은 유전자 조작 작물은 사막에서도 기를 수 있다고 말할 것이다.

20세기 인간의 맹목성의 또하나 전형적인 예로 항생제를 성장 촉진제로 널리 사용한 것을 들 수 있다. 닭과 돼지, 소에게 일상적으로 항생제를 먹여왔다. 특히 테트라사이클린은 주로 돼지농장에서 성장을 촉진시키기 위해 사용되었다. 최근에 일리노이대학 연구자들은 박테리아에 들어있는 테트라사이클린 내성 유전인자가 돼지들에게서 나온다는 것을 보여주었다. 그런 발견은 인간의 건강에 관련해서 아주 중요하다. 영국 의사협회는 21세기의 공중 보건에서 가장 큰 문제는 약품에 대한 내성의 증가일 것이라고 예견했다. 박테리아 내성 분야에서 많은 경험을 쌓은 박테리아학자 세바스티안 에이미스는 5년 내에 새로운 항생제나 다른 수단을 발견해야 한다고 말한다. 그렇지 않으면 우리는 통제할 수 없는 감염의 심연으로 더 깊이 빠져들어갈 것이라고 그는 경고한다. 1950년대에 내가 의대 학생이었을 때 이미 항생제 내성 미생물이라는 개념을 알고 있었다. 이 경우 역시 상식으로 예견할 수 있는 일이었다.

폭스바겐 자동차

이러한 맹목성은 농업이라는 특정 문제에만 관련되어 있는 것은 아니다. 모든 종류의 인간활동에서 의미심장한 예들을 볼 수 있다. 자동차의 대량 사용은 20세기의 상징이다. 말을 대신하여 석유엔진이 네바퀴 달린 차량을 끌게 만든 것은 인간의 영리함을 보여주는 매혹적인 발명이었다. 1930년대에 이미 자동차 사용이 대규모적 현상이 되리라는 것이 분명했다. 그때 폭스바겐 — '민중의 자동차' — 의 출현과 자동차 도로의 설계는 몹시 의미심장하다. 그러나 1970년대까지도 대기중에 날마다 몇톤씩이나 되는 이산화탄소를 방출하는 것에 대한 경고들은 무시되었다. 오늘날 약 8억의 자동차가 지구상에서 여전히 화석연료를 연소시키며 온실가스 배출에 크게 기여하고 있다. 집단적 압력과 정치지도자들에 의해 각성이 지체되고 있지만, 기후변화는 명백해지고 있다.

또하나의 교훈

대규모로 새로운 기술을 사용하는 것이 장기적으로 어떤 결과를 초래할지에 대한 관심 부족은, 출산에 대하여 피할 수 없는 질문을 하게 만든다. 제왕절개, 진통 유도, 진통의 증가, 에피듀럴 마취제, 약물을 이용한 후산 유도 등의 비율이 높은 현상은 출산 생리학에 대한 뿌리 깊은 몰이해의 결과만은 아니다. 그것은 기술주의적 인간의 근시안적 태도를 보여주는 것이기도 하다.

의료인들은 산과적 과정의 이점과 위험을 통계적 방법으로 평가하는 과학적 연구들에 대해 언급함으로써, 점점 증가하는 의료적 개입을 정당화한다. 그러나 요점만 말하면, 인습적 산과의 관행 속에서 수행된 이들 연구는 오직 눈앞의 결과만을 고려한다. 그것들은 출산 전후 시기 외에는 아기도 어머니도 추적조사하지 않았다. 예를 들어서, 대부분의 산과의사들은 출산 예정일을 다 채운 역산의 경우 일상적으로 제왕절개를 하는 것이 더 좋다고 확신하고 있다. 그들은 또 이미 제왕절개를 한 산모가 다음 출산에 정상분만을 시도하는 것을 말리는 경향이 있다. 그들은, 인류 역사상 최초로 오늘날 대부분의 여자들이 사랑의 호르몬을 분비하지 않고 아기를 갖게 되었으며, 우리 문명의 미래가 위험에 처해 있다는 것을 깨닫지 못하고 있다.

산업적 출산이라는 특정 문제에 의해 또하나의 교훈이 촉발되었다. 남성들이 주도하는 의료환경의 관점과 일부 여성들이 표현하는 관점이 대조를 이룬다. 예를 들면, 보통 'VBAC'(제왕절개 후 정상분만)이라고 불리는 운동은 상당한 정도로 미국의 낸시 코헨 — 《침묵의 칼》의 저자 — 이 시작한 것이다. 낸시는 제왕절개로 출산을 했지만 다음번 출산은 가정에서 정상분만을 했다. 많은 의사들은 왜 어떤 여자들은 진통 유도를 원하지 않는지, 왜 출산 예정일이 다 된 아기가 거꾸로 있는데도 제왕절개수술을 받지 않고 아기를 낳으려 하는지, 혹은 왜 후산을 위해서 약을 쓰는 것을 반가워하지 않는지 이해할 수 없다. 이런 대조적인 태도는 자연법칙에 대한 존경심이 부분적으로는 남녀 간의 문제일 수 있음을 암시한다.

자연법칙에 대한 존경심은 확실히 생리학적 기초를 가지고 있다. 테스토스테론을 더 많이 분비하는 남자들은 더 공격적인 경향이 있고 자연과 다른 인간들 모두를 지배하려고 한다. 한편 여자들은 아주 다양한 복잡한 호르몬 균형상태를 경험한다. 여자가 아기에게 젖을 먹일 때는 아기를 낳을 때나 갓난아기를 처음 대할 때나 배우자와의 친밀한 순간을 경험하는 동안과는 다른 호르몬 균형상태에 있다.

우리는 전통사회에서 여자들이 아기를 여럿 낳고 몇년씩 젖을 먹였다는 사실을 잊지 말아야 한다. 이것은 성인이 된 후 삶의 많은 부분 동안 그들은 모성호르몬 프로락틴이 기본적인 수준보다 높은 상태 속에 있게 된다는 뜻이다. 프로락틴이 행동에 미치는 복잡한 효과는 특히 스웨덴에서 많이 연구되었다. 프로락틴은 예속적이고 복종적인 심리상태를 만들어내는 경향이 있다. 그런 심리상태에서 아기의 필요에 맞추어주려는 성향이 증가한다. 그리고 그때에는 전반적인 자연법칙을 더 쉽게 수용한다.

문화의 특징들이 그 인구의 평균적 호르몬 균형에 의해 형성된다고 할 때, 우리는 21세기 초 우리사회에 특징적인 것이 무엇인지 스스로에게 물어보아야 한다. 한가지 현저한 특징은 아이들이 적다는 점이다. 또하나는 젖 먹이는 기간이 짧아서 몇달에 불과하다는 것이다. 대부분의 다른 사회에서는 몇년씩이나 젖을 먹인다. 다시 말해서, 현대 여성의 삶에서 프로락틴 분비가 높은 기간은 아주 짧다. 여성의 호르몬상태가 더 남성적으로 되어가는가?

우리는 이 딜레마를 어떻게 극복할 것인가?

11. 잠들기와 출산

재발견을 향하여

20세기의 역사를 이렇게 빠르게 훑어보면, 인간 본성에 대해 말해주는 것이 있을 뿐만 아니라 출산에 관련하여 암시하는 바가 있다. 출산의 과정과 어머니와 아기 사이의 첫 접촉을 가능한 한 방해하지 말아야 할 새로운 이유들이 제시된 것이다. 순산을 가능케 하는 요인들을 더 잘 이해해야 할 이유가 새로이 드러난 것이다. 다시 말해서 우리는 산모들에게 기본적으로 필요한 것들을 재발견할 필요가 있다. 그것은 진정한 재발견이 되어야 한다. 모든 사회들이 생리적 과정에 개입하기 때문이다. 우리에게는 문화적 모범이 없다.

이 기본적 필요들을 이해하기 위해서 우리는 생리학자들의 관점에 의지해야 한다. 생리학자들은 여러 문화에 공통한 것, 따라서 보편적인 것을 연구한다. 그들은 우리가 뿌리에로 돌아가도록 도와준다. 그들은 거기에서 지나치게 벗어나면 통제할 수 없는 부작용의 위험이 따르는 일종의 기준점을 제시한다.

첫 단계는 출산 중인 여성을 현대 생리학자의 눈으로 바라보는 것이다. 그러면 산모의 신체에서 가장 활발한 부분에 주의를 집중하게 되는데, 그것은 출산에 관련된 모든 호르몬을 분비하는 호르몬 분비선이다. 이 호르몬들은 시상하부와 뇌하수체라고 불리는 오래된 원시 뇌 구조에서 나온다. 다시 말해서 생리학자의 눈으로 출산하는 여성을 바라보면 열심히 호르몬 분비를 하는 뇌의 원시적인 부분이 마음에 떠오른다. 오늘날 우리는 또, 출산과정이나 어떤 종류의 성적 경험 동안에 억제(inhibitions)가 있으면 그것은 인간에게서 크게 발달되어 있고, 지력의 뇌라고 할 수 있는 '새로운 뇌'에서 생겨난다는 것을 이해하고 있다. 그것을 신피질이라고 부르는 것이 더 적절하다.

생리학자의 눈으로 출산하는 여성을 볼 때 어떤 산모들이 보여주는 현상을 쉽게 설명할 수 있다. 약물주입 없이 혼자서 출산을 할 때 산모는 자신을 외부세계와 단절시키고자 하는 명백한 경향을 보이는 시기가 있다. 그때에는 일상의 사회적 생활 속에서는 감히 하지 못하는 행동, 예컨대 비명을 지르거나 욕을 하거나 하는 행동을 할 수가 있다. 자신도 모르게 전혀 예상 밖의 자세를 취하고 전혀 예상치 못한 소리를 내게 된다. 이것은 신피질의 통제력을 줄이고 있다는 것을 뜻한다. 이 신피질의 활동 축소는 실제적인 관점에서 볼 때 출산생리학에서 가장 중요한 면이다. 그것은 출산하는 여성은 첫째로 어떤 종류이든 신피질을 자극하는 것으로부터 보호받을 필요가 있다는 것을 이해하게 해준다. 그러면 어떻게 해야 된다는 뜻인가?

유추

출산하는 여성의 기본적인 필요를 재발견하는 최선의 방법은 비교로부터 시작하는 것이다. 잠이 드는 것과 '출산으로 들어가는 것'은 둘다 의식상태의 변화이다. 둘 다 신피질의 활동이 줄어든 것을 뜻한다. 잠을 자려고 할 때 뇌의 지적활동을 하는 부분이 뒤로 물러앉아야 한다는 것은 모두 잘 이해하고 있다. 그런데 출산에 관련해서는 그 사실이 잊혀져버렸다. 그래서 유추가 필요한 것이다. 잠이 드는 과정을 이해함으로써 출산으로 들어가는 과정이 어떠해야 하는지를 알 수 있다. 우리는 경험으로 잠들기 위해서 쓸데없는 신피질 자극을 어떻게 피할지를 잘 알고 있다. 우리는 적어도 24시간에 한번씩 잠이 든다.

우리는 모두 조용한 곳에서 더 쉽게 잠이 든다는 것을 안다. 누가 말을 하고 있으면, 특히 이것저것 묻고 있으면 잠이 들기가 어렵다. 밤에 졸릴 때 어머니의 처녀시절 이름이나 우리집 팩스번호를 묻는 질문에 대답하는 것은 도움이 되지 않는다. 우리는 방금한 대화가 잠드는 시간을 늦출 수 있다는 것을 안다. 언어, 특히 이성적인 언어는 신피질을 자극한다. 우리가 언어로 의사소통을 할 때 우리는 지각한 것을 특히 인간의 두뇌 구조물을 사용해 처리한다. 출산에서 이 점이 무시되는 경우가 많다. 현대의 병원에서는 서류에 빈칸을 채워야 하기 때문에 조산원 등이 진통 중인 여성에게 질문을 한다. 거기선 출산생리학을 이해하지 못하는 사람들이 고안한 틀을 따라야만 한다. 이미 '다른 세계'에 들어가 있는 산모들에게, 예를 들어, 헤모글로빈 수치라든지 마지막 식사를 한 시간에 대한 질문을 한다. 또 많은 남자들이 심하게 진통을 하고 있는 아내에게 주저없이 말을 건넨다. 그런 말의 효과에 대한 잘못된 이해가 널리 퍼져있다.

마찬가지로 우리는 밝은 곳보다는 좀 어두운 곳에서 잠이 들기가 더 쉽다는 것을 모두 안다. 밤에는 전깃불을 끄고 우리의 잠을 보호하기 위해 덧문이며 커튼을 발명해내었다. 전자 뇌파 전위 기록장치 같은 기술을 사용해 두뇌의 활동을 탐험하는 의사들은 환자들의 두뇌피질을 자극하는 방법을 안다. 전깃불을 켜고 환자에게 눈을 뜨고 있으라고 말하는 것이다. 그런데 산업적 출산의 시대에 — 그것은 또 전깃불의 시대이기도 하다 — 대부분의 산모들은 밝은 빛 아래서 아기를 낳는다. 의사나 조산원의 교과서를 읽어보라. 이 문제에 관한 내용은 어디에도 없다. 이 사실만 해도 출산생리학에 대한 몰이해의 표시이다. 생리학자의 관점에서 보면 빛의 강렬함은 분만 중인 여성에게 무해무득한 것이 아닐 것이다. 그것은 적어도 우리가 심각하게 논의해야 할 문제이다. 물론 산모가 진통을 할 때 전깃불을 어둡게 해주는 병원들도 있다. 그러나 그런 경우는 대개 그런 요청을 한 고객의 뜻을 따라준 것이지 출산을 가능한 한 쉽게 하기 위한 병원의 방침에 포함되어 있는 것은 아니다.

우리는 또 누가 우리를 지켜보고 있다고 느낄 때 잠들기 어려운 것을 안다. 달리 말해서 프라이버시가 기본적인 필요이다. 당신이 잠든 동안 한 과학자가 비디오카메라로 당신의 자세를 연구하려 한다고 상상해보라. 아마 잠을 잘 자기는 어려울 것이다. 당신의 심장박동이 밤새도록 기록되고 있다는 것을 안다면 마찬가지로 잠을 잘 잘 수 없을 것이다. 관찰되고 있다는 느낌은 신피질을 자극하는 상황임을 암시하는 과학적 연구들이 있다. 그것은 상식이다. 우리가 관찰되고 있다는 것을 알면 우리는 태도를 바로잡으려고 하는 경향이 있다. 우리는 다르게 느낀다.

그러한 고려들은 조산원이 진통 중인 여성의 앞에 있는 경우와 한쪽 구석에 앉아있는 경우를 우리가 대비해 생각하지 않으면 안 된다는 것을 의미한다. 또한 출산의 장소에서는 관찰 장치로 여겨질 수 있는 것들에 대해 조심해야 한다는 것도 알려준다 – 그것은 아기아빠가 가져온 카메라일 수도 있고 의사가 사용하려 하는 전자 태아감시장치일 수도 있다.

프라이버시의 필요는 다시 출산생리학에 대한 널리 퍼져있는 뿌리 깊은 오해를 생각하게 한다. 분만 중에 프라이버시의 필요를 무시하거나 부정하는 경향은 실제로 문화적인 것이지 어떤 특정한 의료환경의 문제가 아니다. 일반 독자들을 위한 출산에 관련된 많은 책들을 보라. 흔히 잘못된 메시지를 전하는 사진들, 즉 진통 중인 여성을 두세명의 사람들이 둘러서서 지켜보고 있는 모습이 들어있다.

많은 산과의사들은 전자 태아감시장치로 아기의 심장박동을 계속해서 기록하는 것에 관한 연구결과들을 검토하고 놀랐다. 모든 연구가 전자 태아감시는 청진을 한 경우에 비해서 때때로 제왕절개 비율을 높인 것 외에는 일관성 있는 중요한 영향을 나타낸 것이 없다는 사실을 확실히하였기 때문이다. 많은 의사들은 그런 결과를 예상하지 못했다. 그러나 산모가, 태아의 신체작용을 계속해서 감시하고 있다는 사실을 알면 산모의 신피질이 자극된다는 것은 명백하다. 이런 자극은 출산을 더 오래 걸리고 더 어렵게 만들고, 따라서 출산을 더 위험하게 만드는 경향이 있다. 따라서 아기들을 제왕절개로 구출할 필요가 더 많아지게 된다. 출산 시의 프라이버시는 특히 인간에게만 필요한 것이 아님을 알 수 있다. 모든 포유류는 출산 시에 관찰되고 있다고 느끼지 않기 위한 구체적인 책략을 가지고 있다. 인간보다 신피질이 덜 발달된 인간 이외의 포유류들이, 신피질이 자극되지 않도록 하는 방법을 우리보다 더 잘 알고 있다는 것은 아이러니이다.

우리는 또, 어떤 종류든 위험에 처해있다고 느끼면 잠들기 어렵다는 것을 안다. 우리는 위험을 인식하면 아드레날린 계열의 호르몬을 분비한다. 우리가 정신을 차리고 주의를 기울이도록 신피질이 자극된다. 추우면 밤중에 깨어나는데, 그것도 아드레날린 수치가 높아지는 상황이다. 출산 시에도 같다. 산모는 안전하다고 느껴야 한다. 생리학자들은 그런 상황에서 기본적으로 필요한 것을 다시 발견하도록 도와준다. 그렇지만 안전감을 느끼게 하는 처방을 해줄 수는 없다. 그러나 우리는 전세계에서 여성들이 사용해온 방법을 참고할 수 있다. 그들은 항상 어머니나 어머니의 역할을 해줄 수 있는 사람, 보통 그 사회의 경험이 많은 어머니나 할머니 가까이에서 출산을 하는 경향이 있다. 이것이 조산원의 뿌리이다. 조산원은 본래 어머니 같은 인물이며 어머니는 우리가 관찰되거나 판정을 받는다는 느낌 없이 함께 있으면서 안전감을 느끼는 인물의 원형이다. 잠이 들 때 엄마가 옆에 있어주어야 된다고 느끼는 어린아이를 떠올리면 된다.

출산을 잠들기와 비교해보는 것은 제대로 된 조산원 일을 재발견하는 데 도움이 될 수 있다. 어떤 나라들, 특히 라틴아메리카에서 조산원은 거의 완전히 사라졌다. 북아메리카에서는 거의 사라졌던 조산원 일이 다시 살아나고 있다. 다른 나라들에는 아직 조산원이 많이 있지만 출산의 산업화로 본래의 역할이 극적으로 변했다. 어느 곳에서나 출산생리학에 대한 오해에 맞먹을 만큼, 조산원이 무엇인가에 대한 뿌리 깊은 오해도 있다. 출산을 도와주는 사람에 대해 말할 때, 특히 미국에서 일상적으로 사용되는 잘못된 어휘들을 분석해보면 제대로 된 조산원 일을 재발견해야 할 필요성이 명백해진다. 진통을 하고 있는 여성의 기본적인 필요를 이해한 사람들은 '코치' 등의 단어를 쓰지는 않을 것이다. 저절로 일어나는 과정을 어떻게 '코치'할 수 있는가? '정서적 지원'이라는 말은 아마도 가장 해로운 용어일 것이다. 그 말이 끊임없이 사용되기 때문이다. 잠들 때 엄마가 옆에 있다는 것을 느낄 필요가 있는 어린 소녀처럼, 진통 중인 여성은 관찰되지 않으면서 안전감을 느낄 필요가 있다. 아무도 그 어린 소녀에게 '정서적으로 지원해주는 사람'이 필요하다고 말하지 않을 것이다. '지원(support)'이라는 단어는 출산을 돕는 사람이 행하는 적극적인 역할을 암시한다. 나는 캐나다의 둘라(doula: 공식적인 조산원은 아니면서 출산을 돕는 여성을 부르는 새로운 용어이다)들과 조산원들의 전자통신 내용을 청취한 일이 있다. "산모의 남편은 별 지원을 하지 않고 가족도 많이 와 있지 않다. 제1조산원과 제2조산원이 있고 견습생도 있다. 조산원이 나를 '둘라'로 추천해주었고, 이 조산원이 산모의 필요를 모두 살피고 적절한 보살핌을 받고 있다고 느끼도록 도와주고 있어서 기쁘다. 산모는 한두사람이 아니라 여러 명으로부터 훌륭한 지원을 받을 것이다…" 나는 그렇게 많은 '지원'을 받는 산모가 쉽게 출산을 했을지 의심스럽다.

인간의 출산에 대한 집단적인 오해는 감염성이 있어서, 많은 전문영역들을 오염시켜왔다. 예컨대 인간의 출산의 어려움을 해석하고자 하는 이론가들은 오직 어머니의 골반 크기와 형태에 관련된 기계적인 문제들만을 생각한다. 그들은 허리 위쪽으로 주의를 기울일 능력이 없는 것 같다. 그들은 원시 뇌에서 분비되어야 하는 이 호르몬의 흐름에 대해서는 생각하는 일이 없다. 그들은 두뇌 신피질에서 비롯되는 강력한 억제작용에 대해서 언급하는 일도 없다. 오늘날 인간 이외의 포유류를 돌보는 사람들 중에도 이런 오해를 하고 있는 사람들이 있다. 동물원에 있는 멸종위기 종들 가운데 몹시 위험한 출산의 예들이 많이 있다. 아무런 사전 주의 없이 기자들이며 사진사들이 현장에 참석한다. 미국의 한 동물원에서는 한 코끼리의 진통을 여러 사람('지원' 인물로 간주되는 조련사를 포함해서)이 지켜본 후에 극적인 제왕절개수술을 할 수밖에 없었던 일도 있다.

유추의 한계

잠드는 것과의 비교는 단순하고 간결한 방법으로 효과적인 출산이 제대로 이루어지기 위해 필요한 조건 – 즉 쓸데없는 말로부터 보호받고, 밝은 빛에 드러나지 않고, 프라이버시의 분위기 속에 있고, 온도가 적절하고 안전감을 느끼는 것을 설명하는 데 도움이 된다.

그러나 태아 방출반사의 시기, 즉 아기가 태어나기 직전 마지막 두세번의 강력한 수축 시의 상황은 잠들 때의 상황과 비교할 수 있는 것이 아니다. 다시 한번 우리는 생리학적 판단에 의존할 필요가 있다. 다른 사람이 코치나 안내자, 조력자, 지원자, 관찰자의 역할을 취하면 이 수축 반사작용은 억제된다. 이 단계에서는 오르가슴과의 유사성을 강조하는 것이 더 타당하다. 나는 적어도 열두 명의 여성이 아기의 출산에 대해 말하면서 자연스럽게 오르가슴이라는 용어를 사용하는 것을 들었다. 호르몬의 분비도 대등하다.

아기의 출생과 후산 사이의 기간인 소위 제3단계 동안도 마찬가지이다. 그런데 이 모자간 상호관계의 시기는 인간사회에 의해 심하게 방해를 받아왔다. 그러나 이때는 어머니의 생존에 아주 중요한 시기이다. 후산이 제대로 이루어지지 않으면 생명을 위협할 만큼의 출혈이 일어날 수 있기 때문이다. 그때는 또 어머니와 아기 사이의 애착에 결정적인 시기이기도 하다. 호르몬의 관점에서 보면 이 시기는 어머니가 갑작스럽게 많은 양의 옥시토신 ― 자궁 수축에 필요하며 전형적인 사랑의 호르몬 ― 을 분비할 수 있는 시기라는 특징이 있다. 후산이 잘 되지 않아 출혈이 일어나면 그것은 제때에 옥시토신 분비가 충분히 높은 상태까지 도달하지 못했기 때문이다. 그때의 출혈은 부적절한 환경의 결과이다. 바로 그렇기 때문에 효과적인 옥시토신 분비를 위한 조건들을 밝히는 것이 그토록 중요한 것이다.

안전한 후산을 위한 첫번째 조건은 그곳이 충분히 따뜻해야 한다는 것이다. 우리는 아드레날린 ― 충분히 따뜻하지 않을 때 분비되는 호르몬 ― 이 옥시토신에 적대적임을 기억해야 한다. 아기가 태어난 다음 산모가 너무 덥다고 불평하는 일은 아주 드물다. 그들이 떨고 있으면 충분히 따뜻하지 않기 때문이다. 임신한 여성이 가정출산을 위해서 무엇을 준비할지를 물으면 나는 언제 어디서라도 전기를 연결할 수 있는 휴대용 히터만을 언급한다. 그것으로 산모와 아기의 몸을 감쌀 담요와 수건을 덥힐 수 있다.

두번째 조건은 산모가 아기의 피부와 접촉하며 아기의 눈을 마주 바라보는 것 외에 다른 아무것도 하지 않고, 다른 데 정신을 쓰지 않도록 해야 한다는 것이다. 이것이 어려운 점인데, 왜냐하면 아기가 태어나자마자 보통 주위에서는 여러 움직임이 일어나기 때문이다. 누군가 말을 하거나 산모를 지켜보거나 불을 켜거나 난데없이 전화벨이 울리거나 탯줄을 자르려 하거나 해서 산모의 주의를 끌 수 있다. 후산 이전에 탯줄을 자르는 것이 위험한 이유 중 하나는 산모의 주의를 끌고 어머니와 아기 사이의 상호작용을 방해하기 때문이다.

안전한 후산을 위한 이 두 조건이 무시되기 때문에 해마다 수천 명의 산모가, 특히 제3세계 나라들에서, 죽는다. 비슷한 이유로 산과의사들은 아기가 태어나자마자 자연의 모성호르몬을 대신할 약물을 주사한다. 이것은 부적절한 환경으로 인한 부정적인 영향을 상쇄시키는 한 방법이며 그 부적절한 환경은 출산생리학에 대한 관심 부족의 결과이다. 분명의 관점에서 볼 때 그렇게 중요한 시기에 사랑의 호르몬 대체물질을 일상적으로 주사하는 것은 산업적 출산의 가장 위험한 면 중의 하나이다.

12. 출산 시 아버지의 참여는 위험한가

출산 시 아버지의 참여는 확실히 산업화된 출산의 일면이다. 한 세기 전 대부분의 아기들이 가정에서 태어나던 때에 그런 질문은 타당하지 않은 것으로 생각되었을 것이다. 그때에는 누구나 출산은 '여자들의 일'이라고 알고 있었다. 남편들은 몇시간씩 물을 끓인다거나 하는 실제적인 일을 했지만 출산 자체에는 개입하지 않았다.

고도의 산업화된 방식으로 출산이 행해지고 있는 시대인 오늘날에는 똑같은 질문이 타당치 않은, 심지어 어리석은 것으로 여겨지고 있다. 21세기의 서두에 모든 사람들은 '가족의 출생'에서 아버지의 적극적 역할의 중요성을 알고 있다. 대부분의 여성들은 아기아빠의 참여 없이 출산을 하는 것을 상상조차 하지 못한다. 우리는 '부부가 아기를 낳는' 멋진 이야기를 수없이 들어왔다. 아버지들은 오늘날 관행적으로 이루어지고 있는 분만실에서 환영을 받고 있다.

이렇게 갑작스럽고 근본적인 관점 및 행동의 변화를 설명하기 위해서는 그것을 역사적인 맥락 속에 놓아야 한다. 이런 흥미로운 현상이 1960년대에 대부분의 산업화된 나라들에서 불현듯 시작되었다는 사실을 상기하는 것이 반드시 필요하다. 그때에 새로운 세대의 여성들은 아기를 낳을 때 아기아빠의 도움을 받을 필요를 느꼈다. 그들은 출산이 더욱 큰 병원으로 점점더 집중되던 바로 그때에 이 새로운 요구를 표현하기 시작했다. 거대한 산과병원에서의 출산은 산업화된 출산의 역사에서 중요한 단계였다. 이때는 또 조산원이 커다란 의료팀의 구성원으로 된(아예 사라지지 않은 나라에서) 시기이기도 하다. 그러므로 아버지의 참여는 전례가 없는 상황에 대한 하나의 적응이었던 것이 분명하다. 인류 역사상 여성들이 거대한 병원에서 모르는 사람들 사이에서 아기를 낳은 일은 그 전에는 없었다. 조산원들은 항상 독립적이었다.

그런 급속한 변화에 대한 능동적인 목격자들은 이론가들이 얼마나 빠르게 새 학설들을 내세웠는지 기억하고 있다. 예컨대 나는 1970년경에 아버지의 참여는 부부의 결속을 강화할 것이며 이혼이나 헤어지는 비율이 줄어들게 할 것이라는 말을 들었다. 나는 또 친숙한 사람인 아기아빠가 함께 있는 것은 출산을 쉽게 만들어서 제왕절개의 비율이 낮아질 것이라는 말도 들었다.

출산의 새로운 시대를 준비하기 위해서, 우리는 역사적으로 산업적 출산과 연관된 행동과 이론들을 다시 생각해보아야 한다. 우리는 해야 할 질문의 목록을 검토해야 한다. 아버지의 참여에 관련해서 우리는 적어도 세가지 질문을 해야 한다.

첫째 질문 — 아버지의 참여가 출산을 돕는가, 방해하는가?

경험이 있는, 어머니 같은, 그리고 자신을 내세우지 않는 조산원만이 주위에 있을 때 출산이 어떠했던가를 기억할 만큼 나이 든 사람들은 질문을 그렇게 할 것이다. 우리의 목표는 대답을 제시하는 것이 아니라, 그것이 어째서 그렇게 복잡한 문제인지를 분석하는 데 있다.

부부들은 함께 산 기간, 친밀의 정도 등에 따라 여러 종류가 있을 수 있다. 남편들도 다양하다. 어떤 이들은 아내가 진통 중일 때 자신을 내세우지 않고 있을 수 있고, 어떤 이들은 관찰자나 안내자처럼 행동하고 또 보호자처럼 행동하는 이들도 있다. 그런데 진통 중의 여성이 지성(대뇌 신피질)의 활동을 줄이고 '다른 세상'으로 들어갈 필요가 있는 바로 그때에 많은 남자들은 이성적으로 행동하기를 멈출 수가 없다. 어떤 이들은 용감하게 보이지만 그들의 높은 아드레날린 분비는 전염성이 있다.

인간의 이중적 언어가 그런 문제의 복잡성이 과소평가되는 주된 이유인 것 같다. 임신한 여성들이 하는 말과 그들의 몸 언어(보디랭귀지) 사이에는 흔히 모순이 있다. 대부분의 현대 여성들은 출산 시 아기아빠의 참여가 꼭 필요하다고 주장한다. 그러나 바로 그 여성들이 출산의 날에 몸으로 정반대를 표현한다. 나는 상당수의 경우에, 분만이 잘 진행되지 않고 있다가 예기치 않은 일로 아기아빠가 자리를 뜨자(예를 들어 상점이 닫히기 전에 무언가를 꼭 사야 된다든지 해서) 곧 진통 중이던 여성이 소리를 지르기 시작하고 화장실에 가고 그리고 얼마 안되는 동안의 저항할 수 없는 강력한 수축(내가 태아 방출반사라고 부르는)이 있은 후에 아기가 태어났던 것을 기억한다.

그런 문제를 제기할 때 우리는 진통의 여러 단계의 특징들을 또 고려해야 한다. 어떤 여성들은 진통 중 배변을 하는 이 단계에서 심각한 심리적 거부감을 느낀다. 즉 여성이 성 상대에게서 느낄 수 있는 친밀감과 어머니와 함께 있을 때 느낄 수 있는 프라이버시의 느낌은 같은 성질의 것이 아니다. 흔히 아기가 태어나고 후산이 있기까지, 산모가 따뜻한 곳에서 아기의 눈을 들여다보고 아기와 피부접촉을 느끼는 것 외에 아무것도 하지 말아야 하는 바로 그때에, 많은 남자들은 갑자기 활동의 필요를 느낀다. 그런데 이때 산모가 방해를 받게 되면 옥시토신 분비가 어려워지고 따라서 후산이 잘 이루어지지 않는다.

두번째 질문 — 출산 시 아버지의 참여가 그 후의 성생활에 영향을 미칠 수 있는가?

이 질문을 통해 우리는 성적 매력이라는 복잡한 문제를 제기한다. 성적 매력은 신비롭다. 성적 매력을 일으키고 키우는 데는 신비가 하는 역할이 있다. 한때는 어머니 여신이 있었다. 그때는 출산은 남자들의 세계에서는 알 수 없는 일이었다. 나는 과거에, 19세기 말에 태어난 여성들과 그들이 아기를 낳은 경험에 대해 얘기할 기회가 있었다. 그들은 아기를 낳을 때 남편들이 지켜보는 것을 상상도 할 수 없었다. "그 후에 우리의 성생활이 어떻게 되겠어요?"가 그들의 가장 일반적인 반응이었다.

오늘날 나는 현대적인 기준으로 멋진 출산을 하고 몇년 후에 이혼을 하는 부부의 수가 많은 것에 놀라고 있다. 그들은 여전히 좋은 친구이기는 해도 이제 성 상대는 아니다. 아기를 낳은 것이 그들의 동지애를 강화시켜주었으나 성적 매력은 사라지는 것 같다.

세번째 질문 — 모든 남자들이 출산에 참여하는 동안 겪을지 모르는 강한 정서적 반응에 대처할 수 있는가?

산업적 출산의 시대, 여자들이 분만실에서 텔레비전을 시청할 수 있는 시대에 이런 식으로 의문을 제기하는 것은 흔한 일이 아니다. 산업화된 출산 이후 아무도 아버지의 안녕에 대해 궁금해하지 않는다. 가정분만 후 2~3일 뒤에 방문해보면 거의 언제나 행복한 산모가 활발하게 아기를 돌보고 있는 것을 보게 된다. 한편 아빠의 안부를 물어보고 나는 놀란다. 배가 아파서, 허리가 아파서, 독감이나 치통 때문에 혹은 그냥 지쳐서 자리에 누워있다는 경우가 그렇지 않은 경우보다 더 많았다. 가정출산에 대한 내 경험을 이야기할 때 나는 특정 상황에서 남성의 산후우울증이, 비록 그렇게 인식되지는 않지만, 흔하다고 주장하고 싶은 유혹을 느낀다.

남성의 산후우울증이라는 개념은 많은 문화에서 아버지의 정서적 반응을 해소시키는 효과가 있는 의식을 행한다는 사실을 상기시켜준다. 이런 의식들은 '꾸바드'의 틀에 속한다(인류학자들은 본래 불어로 '부화'를 뜻하는 이 용어를 사용한다). 이런 의식들은 구체적인 행동은 무엇이든 간에 아내가 아기를 낳는 동안 아버지에게 몰두할 일을 준다. 꾸바드의 마지막 예는 남자가 여러 시간 동안 물을 끓이는 것이다. 나는 한 젊은이의 경우를 생각하지 않을 수 없다. 그는 오랜 시간 동안, 빌려온 이동 가능한 분만욕조를 조립하고 있었다. 결국 아기는 욕조가 준비되기 전에 태어났다. 그것은 꾸바드의 부활일까?

우리사회가 산업적 출산에 관련해서 충분한 정도의 깨달음에 도달하면, 아버지가 일상적으로 출산에 참여하는 문제가 중심적인 논의거리가 될 것이다.

13. 카메라는 얼마나 위험한가

카메라의 빈번한 사용은 산업적 출산의 또하나의 특징이다. 사진은 새로운 것이 아니다. 그것은 1839년에 발명되었다. 그러나 산업적 출산이 성하기 전, 출산이 아직 여자들의 일이었던 때에는 아무도 태어나는 아기의 사진을 찍는다는 것을 상상도 하지 못했다. 태어나고 몇시간 후에야 첫 사진을 찍곤 했다.

출산 장면의 사진을 찍겠다는 최초의 동기는 산모가 높은 침상 위 밝은 빛 아래서 두 다리는 붙들어 매인 채 흰 가운을 입은 여러 사람에 둘러싸여 아기를 낳는 것에 대한 대안을 보여주는 그림들을 제시하기 위해서였다. 출산과 분만 등의 단어로 연상되는 많은 낡은 이미지들을 머릿속에서 제거하는 것이 절대적으로 필요한 시기가 있었다. 사실 우리 병원에서 우리 자신도 사진찍기를 확산시키는 데 큰 역할을 했다. 그러나 우리는 확실히 프라이버시의 필요를 인식하고 있었다.

사진이 들어있는 보고서나 텔레비전 프로그램에 참여할 때 우리는 오직 최후의 순간, 분만 직전, 즉 분만의 과정을 중단시킬 위험이 없는 시점에서만 카메라를 도입하도록 몹시 주의를 했다. 하루에 여러 번의 출산이 있는 병원에서는 선별된 소수의 경우에, 산모가 정말로 '다른 세상'에 가있을 때에 사진을 찍도록 하는 것이 가능하다. 우리는 항상 진통의 초기 단계에 사진을 찍는 것을 피하고 후산 이전에는 극도로 조심을 한다. 한 여성은 커다란 독일 텔레비전 카메라 바로 앞에서 아기를 낳고 나서 몇분 후에 "멋있었어요! 아무도 사진을 찍지 않아서 애석하네요!"라고 말했다.

이제는 가정이나 분만센터에서 아기를 낳는 동안 그것이 얼마나 큰 해를 끼칠 수 있는지 알지 못하고 카메라, 특히 비디오카메라를 사용하는 것이 일상적인 일이 되었다. 가정분만에 관한 텔레비전 프로그램은 수없이 많다. 출산 시 텔레비전 촬영진이 함께 있는 것에 미리 동의하는 예비 산모를 찾기는 쉬운 모양이다. 그런 경우에 난산이 일어나면 아무도 카메라와 난산을 관련지을 생각을 하지 않는다는 점은 의미심장하다. 나는 많은 중요한 일화들을 보고할 수 있다.

가정에서 분만을 하다가 아기가 죽은 후 고소를 당한 북아메리카의 조산원의 이야기가 있다. 역산(逆產)이었다. 분만 전후의 전 과정이 비디오카메라로 기록되었기 때문에 아무런 방어를 할 수 없는 이 가엾은 조산원의 태도를 사후에 비판하기는 쉬웠다. 나는 이 경우에 관해 이메일로 논의를 하면서, 그러나 아무도 출산과정을 촬영하는 것의 위험에 대해 언급하지 않고 있었다는 것을 기억한다. 나 자신도 가정분만에서 역산을 경험한 일이 있다. 산모가 카메라의 존재를 의식하고 있는 상황이라면 나는 그런 가정분만에 절대로 참여하지 않았을 것이다.

사진과 비디오의 전염병이라고 할만한 오늘날 만연해 있는 이 현상은 무엇보다도 널리 퍼져있는 출산생리학에 관한 문화적 몰이해의 증상이다. 오늘날 최우선 과제는 프라이버시의 필요를 재발견하는 것이다. 우리는 모든 관객들과 그들의 온갖 관찰방식들을 배제할 줄 알아야 한다. 그런 이유로 이 책에는 분만 장면 사진이 없다. 카메라의 존재는 출산에 관한 생명역동적인 태도와 양립할 수 없다.

14. 출산에 대한 생명역동적 태도를 향하여

생명역동적 태도를 갖는다는 것은 무엇을 의미하는가

광범위한 새로운 깨달음을 기다릴 게 아니라 우리는 출산의 산업화 이후 시대를 준비하기 시작해야 한다. 이것은 근본적으로 새로운 태도이다. 새로운 태도는 새로운 어휘와 연관될 것이다. 농업과 출산 사이의 유추를 계속하는 것은 이 때문이다. 나는 산업화 이후 출산의 특징적인 태도를 나타내기 위하여 생명역동적(bio-dynamic)이라는 말보다 더 나은 용어를 찾을 수 없다. 자연분만(natural childbirth)이라는 용어는 시대에 뒤떨어진 것이다. 그것은 산모가 아무런 약도 쓰지 않고 아무런 의료적 개입 없이 아기를 낳던 때를 회고조로 말할 때나 쓸 수 있는 것이고, 필요한 것은 출산을 대하는 태도의 변화이다.

생명역동적 태도는 생리학적 과정에 대한 충분한 이해에 기초한다. 요점은 어머니와 아기의 생리학적 잠재능력 전체를 이용하는 것이다. 그것은 문화적으로 통제된 출산, 혹은 오늘날의 의료에 의해 통제된 출산의 반대이다. 의료적으로 통제된 출산과 생명역동적 태도의 대조는 기초적인 관심사들의 차이라는 점에서, 또 어려움에 대처하는 방법들을 비교하는 것으로 설명할 수 있다.

서로 다른 관심사들

구체적인 예를 들자. 한 여성이 지금 본격적인 분만 단계에 들어간다고 상상하자. 의료의 도움을 받는 출산의 경우에 주된 관심사는, 가장 효과적인 태아감시 방법을 사용하는 일이다. 위험에 처한 아기를 구출할 수 있는 가장 좋은 상황에 있기 위해서이다. 그러니까 최우선 과제는 일어나는 일을 통제하는 것이다. 그러한 태도가 전자감시장치를 초래했으며, 그것은 산업적 출산의 상징이 되었다. 상징을 제거하는 일은 고통스럽다. 그렇기 때문에, 때때로 아기의 심장박동을 청진하는 것에 비해서 전자 태아감시는 제왕절개수술 비율을 높이는 것 외에는 일관성 있는 통계적으로 유의미한 효과가 없다는 사실을 보여주는 많은 연구가 있음에도 불구하고, 여러 병원에서 여전히 사용되고 있다.

같은 경우를 생명역동적 분위기에서 상상해보자. 첫째 관심사는 출산 중 태아의 위험을 가능한 한 줄이는 것이다. 즉 분만을 가능한 한 쉽게 만드는 것이다. 산모는 완전한 프라이버시 속에서 안내를 받거나 관찰된다는 느낌을 받지 않을 것이다. 산모는 자유롭게 소리를 지르거나 예상치 않은 자세를 취하거나 할 수 있을 것이다. 산모는 손과 무릎을 바닥에 댄 자세나 어떻게든 몸을 앞으로 숙인 자세를 취할 가능성이 높다. 그러면 우선 통증을, 특히 요통을 완화시키는 효과가 있다. 가장 중요한 효과는 척추를 따라

있는 큰 혈관들이 무거운 자궁의 압박을 받지 않게 되는 것이다. 그 결과 분만 중 태아를 가사상태에 빠지게 하는 가장 일반적인 요인이 제거된다. 동시에 아기의 머리가 쉽게 회전할 수 있다. 또한 진통 중의 여성이 손과 무릎을 바닥에 대고 기도하듯이 엎드린 자세일 때에 더 쉽게 '다른 세상'으로 들어갈 수가 있다. 다시 말해서 산모는 더 쉽게 지적활동을 줄이고 올바른 호르몬의 균형상태에 도달할 수 있다. 경험있는 조산원은 너무 나서지 않고 적당한 때에 청진기로 아기의 심장박동을 들을 수 있다. 예를 들어, 산모가 화장실로 걸어가는 시간을 이용할 수 있다. 산모가 어떤 자세를 취하든 간에 조산원은 그런 상황에서 아기의 위험은 거의 완전히 제거되었다는 것을 알지만 (적절한 때에) 이 놀랍고 값싼 기술을 사용할 수 있다. 그렇게 해서 약물사용의 필요가 극적으로 줄어들 것이고, 따라서 아기가 위험에 처할 또하나의 이유도 줄어든다.

어려움에 대처하기

길고 어렵고 고통스러운 진통의 경우를 예로 들어보자. 이것은 산모가 출산 과정에 관여하는 호르몬들, 특히 뇌하수체 옥시토신(자궁수축에 필요한 호르몬)과 보통 엔도르핀이라고 불리는 자연적인 진통제를 분비하는 데 어려움이 있음을 뜻한다. 그리고 이것은 의료적으로 통제된 출산의 경우에 흔히 있는 상황이다. 그런 때에 당장에 약학적인 대체물로 필요한 호르몬을 투여하는 경향이 있다. 합성 옥시토신이 뇌하수체 호르몬을 대신하고 에피듀럴이 엔도르핀을 대신할 것이다.

이제 생명역동적 태도에도 불구하고 비슷한 상황이 일어난 경우를 상상해보자. 생리학적 관점에서 나오는 가장 중요한 질문은, 이 여성이 아드레날린계 호르몬 수준을 낮출 수 있는가일 것이다. 그렇게 단순하게 질문이 제기되면 당장에 적절한 대책이 나올 수 있다. 어쩌면 실내가 너무 추워서 방 안을 덥히는 일이 필요할 것이다. 혹은 산모가 약간 배가 고파서 본격적인 분만단계에 도달하지 못할 수도 있다. 배고픔은 높은 아드레날린 수치와 같은 기능을 한다. 약간의 간식이 놀라운 효과를 낼 것이다. 혹은 많은 경우에, 상당한 양의 아드레날린을 분비하고 있는 어떤 사람이 주위에 있을 수 있다. 보통 아기아빠나 의사일 수가 있고, 두사람 모두일 경우도 있다. 높은 아드레날린 분비는 아주 감염성이 높다. 반쯤 어두운 곳에서 신중한, 어머니 같은 조산원 가까이에서 완전히 보장된 프라이버시가 출산하는 여성의 진정한 생리학적 잠재력을 동원하는 최상의 방법일 것이다. 그런 식으로 질문을 제기함으로써, 예를 들어, 분만용 욕조 사용을 제안할 수도 있다. 체온과 같은 온도의 물 속에 몸을 담그는 것도 분명히 아드레날린 계열의 호르몬 수치를 낮추는 방법이다. 한번은 내가 분만용 욕조에 몸을 담근 일이 있는데 나는 곧 잠이 들었다. 이것은 아드레날린 수치가 낮다는 믿을만한 신호이다.

산업화 이후 시대의 조산원들은 물에 몸을 담그는 것의 효과에 대해 익숙할 것이다. 그들은 출산하는 여성의 기본적 필요가 갖추어진 것 같은데도 분만이 순조롭지 않을 때 분만용 욕조를 사용할 줄을 알 것이다. 그들은 몇 안되는 단순한 규칙들을 잘 이해하고 있을 것이다. 그들은 무엇보다 출산을 앞둔 여성이 목욕을 기다리는 시간을 아주 중요시할 것이다. 그는 물 흐르는 소리를 듣고 맑은 물이 욕조에 차오르는 것을 바라볼 수 있는데, 그때 많은 억제작용이 해소되어버릴 수 있다. 체온과 같은 온도의 물에 몸을 담그면 제한된 시간, 즉 한시간 반 정도에 자궁수축이 더 효과적으로 일어난다는 것을 그들은 안다. 분만용 욕조의 적절한 사용을 위한 두가지 권고사항은 이 단순한 사실에 근거한 것이다.

첫째로 여성들이 골반이 어느 정도 열릴 때까지 기다리도록 인내심을 갖게 도와주라는 것이다. 골반이 5센티미터 정도 열렸을 때 물 속에 들어가면 약물이나 산과적 개입의 필요는 없어진다고 볼 수 있다. 그럴 때는 초산이라 하더라도 한시간 반 이내에 골반이 완전히 열릴 것이다. 경험있는 조산원들은 산모들이 참을성을 갖도록 돕는 일을 잘한다. 예를 들어, 욕조의 물이 적당한 온도(체온보다 높아서는 안된다)가 될 때까지 기다리는 동안 샤워를 하도록 권할 수도 있다.

샤워가 놀랍게 효과적일 수 있는 이유가 여럿 있다. 가장 중요한 것은 샤워하는 동안은 좁은 공간에 혼자 있게 마련인데, 그것은 완전한 프라이버시가 이루어진 상황이다. 또 물이 쏟아지는 소리가 억제작용들을 해소하는 신비로운 힘을 발휘할 수 있다. 더욱이 물줄기가 젖꼭지를 자극하여 옥시토신 분비를 도울 수 있고, 등줄기를 자극하여 요통을 완화시킬 수 있다.

둘째로는 물 속에서 분만하는 것을 피하라는 것이다. 갑작스럽게 참을 수 없이 강한 수축이 일어나고 산모는 밖으로 나오고 싶지 않아서 아기가 물 속에서 태어날 수는 있다. 그러나 그것을 목표로 해서는 안된다. 목표는 약물의 사용을 줄이는 것이다. 흔히 오히려 잠시 아드레날린이 쏟아져 나오는 것이 도움이 되는 단계인 마지막 수축을 위해서는 물 밖으로 나올 필요가 있다. 물 속에서 아기를 낳기로 작정한 경우, 욕조 속에 너무 오래 있어서 결국 수축이 약해지기 시작했을 때 아기가 태어나게 되는 수가 있다. 그러면 후산을 위한 자궁수축은 더욱 비효과적일 것이다.

의료적으로 통제된 출산과 생명역동적 태도 사이의 대조는 분만용 욕조를 사용하는 방법에서 가장 잘 드러날 수 있다. 생명역동적 태도에서는 분만용 욕조를 출산하는 여성이 원하는 대로 사용하게 하고, 분만이 길고 어렵고 몹시 고통스러울 때 약물을 대신하는 방법으로 제공한다. 분만용 욕조는 빠른, 일종의 진단방법으로 사용될 수도 있다. 다시 말해서, 아기를 정상분만할 수 있을지 결정하기 위해서이다. 욕조 속에서 한시간이 지나도 골반이 현저하게 열리지 않으면 더 지체할 이유가 없다. 심각한 문제가 있다는 뜻이며, 제왕절개가 필요하다는 것을 의미한다. 의학적으로 통제된 출산에서는 분만용 욕조 사용에 대한 금기가 많아서 결국 정말로 그것이 필요하지 않은, 위험도가 낮은 산모들만이 물 속에 들어가 있어도 좋다는 '허락'을 받는다. 생명역동적 태도에 연관된 관심사와 책략들을 이렇게 간결하게 훑어보면 산업적 출산 시대에 뒤따라와야 할 변화의 방향을 알 수 있다. 그 변화를 위해 우리는 어떻게 준비해야 할까? 우리는 어떻게 그 변화를 위한 준비를 해야 하는가?

15. 조산원-산과의사 관계의 미래

근본적인 변화의 필요

생명역동적 태도로의 변화는 무엇이든 엄격히 말해서 근본적일 필요가 있다. 즉 문제를 뿌리에서부터 바로잡아야 한다. 문제의 뿌리에는 출산에 대한 의료적 통제가 있다. 그것은 현대판 문화적 통제이다. 이 의료적 통제는 의료의 역할의 타락이라고 할 수 있다. 일반적으로 의료 — 그리고 특히 산과학 — 의 역할은 본래 병리적이거나 비정상적인 경우의 저지에 한정되어 있었다. 그것은 생리학적 과정을 통제하는 것을 포함하지 않았다.

20세기 동안에 임신과 출산이 처음으로 의료의 영역이 되었다. 그래서 제왕절개 수술이라는 놀라운 구조(救助) 수술이 가장 흔한 출산방법이 되었다. 그래서 출산과정의 이상을 처치하는 약물 — 합성 옥시토신 — 이 '적극적인 출산관리'의 기초가 되었다. 그래서 병리적인 통증을 다스리는 효과적인 방법 — 에피듀럴 마취제 — 이 '정상분만'과 배치되지 않는 용어가 되었다. 출산에 대한 의료적 통제는, 장기적으로 생각하지 못하고 문명에 관해 생각하지 못하는 무능력을 더욱 강화하였다. 또한 본능적으로 산업적 출산이 아닌 방법으로 끌리는 여성들의 목소리를 묵살하였다. 그것은 임신한 여성들 일부가 표현하는 요구와 다수의 의학적 훈련을 받은 전문가들의 관점 사이의 간격을 설명해준다. 그 전문가들은 제왕절개술과 에피듀럴 마취제와 합성 옥시토신을 얼마든지 선택할 수 있는 시대에 어째서 여전히 고통과 스트레스와 진통을 겪고자 하는 여성들이 있는지, 이해할 수 없는 사람들이다. 오늘날 생명역동적 태도로의 변화는 첫째로 산과학의 역할과 그 존재이유에 대한 전면적인 재고를 필요로 한다.

진정한 산과학을 향하여

우리는 산업화 시대의 산과의사들이, 어째서 예외적이고 이상하거나 병리적인 상황에서 믿을만한 전문가가 될 수 없는지를 깨닫기 위해, 몇몇 통계자료들을 볼 필요가 있다. 미국을 예로 들자. 미국은 산업화된 출산이라는 경향에서 줄곧 다른 나라들을 앞서왔으니까. 미국에서 산과의사의 수는 3만6,000명 정도이고 1년의 출산 건수는 360만건 정도이다. 이것은 평균적으로 산과의사 한 사람이 1년에 100건의 출산을 맡는다는 뜻이다.

따라서 대부분의 현대 산과의사들은 병리적이거나 예외적인 상황에 대한 전문가라기보다, 일반적인 보살핌을 제공하는 사람들이라고 할 수 있다. 그들은 위험할 만큼 경험이 부족하다. 예컨대, 전형적인 미국 산과의사는 1년에 한번 정도 쌍둥이 출산을 경험하고, 5년이나 되어야 한번 아기가 어깨부분에서 끼어 나오지 못하는 난산(shoulder dystocia)을 만나게 된다. 진짜 태반이 방해가 되어 아기가 나올 수 없는 경우(placenta praevia)를 한번 보려면 10년의 의료경험을 해야 되며, 평생에 한번 진짜 경련발작의 경우(eclampsia)를 보게 된다. 태아의 위치가 잘못된 횡위(橫位) 때문에 제왕절개 수술을 해야 될 때에는 교과서를 찾아본 후에 해야 할 것이다. 처음 경험하는 경우일 것이기 때문이다. 프랑스 병원의 산과병동에서 나는 여섯명의 조산원과 함께 1년에 1,000건의 출산을 맡았다. 나는 그것이 충분한 경험을 유지할 수 있는 적절한 수라고 느꼈다.

의료적으로 통제된 출산을 생명역동적 태도로 바꾸는 전제조건은 산과의사의 수를 극적으로 줄이는 것이다. 미래의, 고도의 훈련을 받은 전문가들은 모든 출산을 통제할 시간이 없을 것이다. 그들은 여성들과 조산원들의 요구가 있을 때 나설 것이다.

수(數)의 문제

산과의사 수의 극적인 감소는 말할 것도 없이 조산원 수의 적절한 증가로 균형을 이루어야 한다. 즉 깨달음의 시기가 있은 후에 전환의 시기가 있을 것임을 의미한다. 이것은 대체로 수의 문제이기 때문에 산과의사와 조산원의 수의 비율이 달라지는 것은 갑자기 일어날 수 있는 일이 아니다. 전환의 기간은 몇십년이 걸릴 수도 있다.

이미 비교적 많은 수의 조산원과 적절한 수의 산과의사가 있는 나라에서는 그 변화가 쉽고 빠를 것이다. 그리고 그런 나라들은 가능한 최상의 통계치를 가진 나라라는 점이 눈에 띈다. 예를 들어, 스웨덴에는 900만 인구에 조산원이 6,000명 있고(미국 전체에 공인된 간호사 조산원이 5,000명인 것과 비교해보라!) 산과의사는 비교적 적은 수이다. 스웨덴은 서구에서 가장 좋은 출산통계를 갖고 있는데 제왕절개 비율은 약 11퍼센트 정도로 거의 20년간 안정되게 유지되고 있다. 네덜란드에서는 조산원의 80퍼센트가 독립적이다. 임신을 한 여성은 대개 조산원을 만나본다. 조산원의 역할은 임신 중과 출산 시에 의사의 조언이나 도움이 필요한지를 결정하는 것이다. 그러나 네덜란드의 조산원은 어떤 의사에게도 종속되어 있지 않다. 진통이 시작되면 어머니와 조산원은 집에 머물러 있을 것인지를 결정할 수 있고, 가정출산 비율은 30퍼센트이다(다른 모든 산업국가에서는 2퍼센트도 안된다). 네덜란드 여성 중 출산 시 에피듀럴 마취제가 필요한 사람은 현재 5퍼센트 미만이고, 10퍼센트 정도인 제왕절개 비율은 서유럽에서 가장 낮다.

조산원이 많이 있는 일본에서는 1년에 수천건의 출산이 이루어지는 거대한 산과병원 — 산업적 출산의 주요 양상의 하나 — 을 발달시키지 않았다. 산과병원의 1년 평균 출산 수는 500건 정도이다. 일본은 주산기(周産期) 사망률(임신 6개월 이후부터 출생 1주 이내에 아기가 사망하는 수)이 가장 낮고 제왕절개 비율도 낮으며 에피듀럴 사용은 네덜란드보다도 낮다.

나라들을 이렇게 비교해보면 많은 의문이 생긴다. 분명한 것은, 보통 의사들이 개입하지 않는 나라들에서 일반적으로 출산이 더 순조롭다는 사실이다. 출산에 관련해서는 같은 생활수준의 나라들 사이에 너무나 큰 차이가 있기 때문에 아마도 머지않아 피할 수 없는 질문들이 제기될 것이다. 연구자들은 문화적 특징의 진화를 아기들이 태어나는 방식과 관련지어 바라보아야 할 것이다. 우리는 이미, 예컨대 암스테르담의 거리가 왜 파리의 거리보다 안전한지, 왜 네덜란드는 낙태, 투옥, 10대의 임신비율이 서구에서 가장 낮으며, 마리화나와 해시시를 자유롭게 파는데도 약물중독 비율이 비교적 낮은지 궁금히 여기게 될 것이다.

그런 비교는 또 과감한 변화가 위험하게도 지연된다면 나라들 간의 간격은 더욱 깊어질 것임을 깨닫는 데 도움이 될 것이다. 조산원의 수가 적고 따라서 출산에 대한 의료적 통제가 잘 확립되어 있는 나라들에서 많은 조산원들은 산업적 환경에서 태어났고, 또 출산을 했다. 그들은 스스로 생리학적 조건에서 아기를 낳는 본능적인 경험을 하지 못했다. 이것은 진정한 조산원의 본질이 무엇인지 묻게 한다.

진정한 조산원 일을 향하여

진정한 조산원 노릇으로의 전환은 수치의 문제만이 아니다. 그것은 조산원이 하는 일이 과연 무엇인지에 대한 충분한 이해를 가져야 한다는 것을 의미한다. 우리는 끊임없이 생리학적 고려에서 제기되는 질문 — 어떻게 하면 진통 중인 여성이 관찰되거나 판단된다는 느낌 없이 안전감을 느낄 수 있는가? — 으로 되돌아가야 한다. 어머니가 함께 있으면 그런 요구를 만족시킬 수 있다. 그런데 의료적으로 통제된 출산의 시대에 조산원은 산과 간호사, 즉 의료팀의 구성원으로서 인식되고 있을 뿐이다. 진정한 조산원은 무엇보다 어머니와 같은 존재로 인식되어야 한다. 이것은 산업화 이후 시대의 벽두에 중심적이고 피할 수 없는 질문을 이끌어낸다. 즉 조산원 양성학교에 들어갈 여성들을 어떻게 선별할 것인가이다.

아기들이 태어나는 방식을 바꾸어놓을 정책은 생리학적 고려에 맞는 단순한 관찰에서 나온다. 어떤 여성이 자신의 아기를 의료적 개입 없이 정상분만하였다면 그 여성은 다른 여성의 출산을 도울 때 생리적 과정을 방해하지 않을 것이다. 학생 조산원을 어떻게 선발하느냐 하는 것은 우리가 취해야 할 치유책의 결정적인 요소를 이룬다.

우리는 현행 기준을 근본적으로 다시 고려해야 한다. 조산원 학교에 들어갈 수 있는 전제조건은 그 자신 의료의 통제를 받지 않은 출산경험을 갖고 있어야 한다는 것이다. 대부분의 전통사회에서 조산원은 많은 아이를 낳은 어머니이거나 할머니라는 사실을 상기하자. 아기를 많이 낳은 여성들은 보통 쉽게 아기를 낳는 사람들이다. 간단히 요약할 수 있는 그런 계획은 많은 어려움에 마주치게 마련이며 예상할 수 있는 장애물들을 극복해야 할 것이다.

진정한 조산원은 '정상'분만의 경험이 있어야 한다는 생각에 대한 일반적인 반응이 첫번째 주요 장애물이 될 것이다. 사람들은 당장에 어머니가 아니면서 훌륭한 조산원인 사람들을 알고 있다고 말할 것이다. 옳은 말이다. 나도 그런 사람을 많이 알고 있고 나 자신도 명백한 이유로 어머니가 되지는 못하겠지만 가정출산의 조산원 훈련을 했다.

그러나 요점은 우리가 미래를 위한 준비를 하고 있는 것이고, 문명의 관점에서 생각해야 한다는 것이다. 자신의 아기를 낳는 긍정적인 경험을 가진 여성을 선발함으로써 우리는 다른 어떤 선발 방법도 제공할 수 없는 보증을 얻게 된다. 조산원 학생 선발을 맡은 사람들은 개인적인 내면의 갈등을 극복해야 한다. 그들은 멀리 미래를 내다볼 줄 알아야 한다. 그들은 또 많은 이전의 원칙들과 기존의 생각들을 뛰어넘어야 된다. 나는 여러 명의 유럽 조산원학교 선생님들이 – 네덜란드를 포함해서 – 가정의 책임을 맡고 있지 않고 인생에 대한 직접적인 체험이 아직 없어서 아주 유연성이 높은 젊은 학생들이 더 좋다고 주장하는 것을 들었다. 그들은 조산원 일과 어머니 노릇은 양립할 수 없다고 주장한다. 이런 반대의견들은 모두 조산원의 수가 훨씬더 많아져서 조산원 일이 보통 시간제 일이 되면 점차 사라질 것이다. 제한되고 획일적인 배경을 가진 젊은 여성들이 더 쉽게 고도로 전문화된 테크니션이 될 수 있는 것은 사실이다. 그러나 진정한 조산원은 첫째로 '여자 현인(sage-femme)'으로 간주될 수 있는 사람이다. 그것은 좁은 테크니션이 되는 것과 반대편에 있다.

수십년간의 산업적 출산 후에, 이런 근본적으로 새로운 선발기준을 취하는 데는 다른 장애도 있을 것이다. 우리는 많은 나라에서 의료개입 없는 정상적인 분만의 경험을 한 여성의 수가 이미 얼마 되지 않는다는 사실을 깨달아야 한다. 그것도 많은 조산원학교를 세우고 진정한 조산원이 될 수 있는 사람들을 많이 찾아내는 일이 시급한 나라들에서 바로 그렇다. 악순환의 고리를 끊기 위해서, 혼자서 아기를 낳은 경험이 있는 많지 않은 여성들이, 한동안만이라도 조산원 일을 하도록 끈질기게 권장하는 정책이 필요할 것이다.

조산원-산과의사 관계의 미래에 대한 이러한 고려들은 인류가 가까운 미래에 직면해야 할 주요 관심사들의 우선순위를 뒤집어

놓을 것이다. 일반적으로 조산원이 될 학생의 선발을 별로 중요시하지 않는 게 현실이다. 우리 문명의 미래는 저명한 정치지도자들보다 미래의 조산원들에게 더 달려있다고 하는 생각은 아직 일반적으로 낯설다.

16. 2032년 이전에 아기 갖기

산업화 이후의 출산에 대한 대량의 요구가 언제 나타날지는 아무도 모른다. 강력한 미디어의 시대인 만큼 언제라도 그렇게 될 수가 있다. 그러나 출산에 대한 생명역동적 태도로의 전환 — 그것은 진정한 조산원 노릇과 진정한 산과학으로의 전환을 의미하는데 — 은 밤새 완성될 수는 없다. 일반적으로 마음이 좁은, 고도로 전문화된 기술주의적 인간은 생명역동적 태도의 개념을 빨리 소화할 수가 없을 것이다.

깨달음의 확산을 위한 씨앗

한편 우리는 지금 가임기에 들어섰고 따라서 앞으로 30년 정도 안에 아기를 가질 운명인 젊은 여성들에 대해 생각해야 한다. 그들 중 일부는 아기가 태어나는 방법의 중요성에 대한 뿌리 깊은 믿음을 가지고 있다. 그들은 우리가 기다리고 있는 집단적 깨달음을 선도한다. 그들은 조산원-산과의사 관계에서 커다란 변화가 있기까지 기다릴 수 없다. 그들은 전환의 시기에 적응해야 한다.

우리는 현재의 인습적 태도에 도전하려 하는 소수의 사람이 어디에나 있다는 것을 알아볼 수 있다. 이 사람들이 깨달음의 확산을 위한 씨앗들이다. 그들은 막 움트고 있는 운동의 급격한 확산을 위한 준비가 되어있다. 그들은 여성들이 그 지역에서 최상의 자원과 선택대상을 찾는 데 종종 도움이 된다. 출산의 산업화가 전 지구적 현상이지만 나라마다 많은 차이가 있으므로 지리적·정치적·역사적 특수성에 맞는 책략이 채택되어야 한다.

준비의 여러 방식들

출산의 산업화 이후 시대를 준비하는 다른 방식들이 있다. 한가지는 병원의 산과병동을 가정과 같은 장소로 바꾸는 것이다. 우리가 1970~1980년대에 프랑스의 국립병원들에서 하려고 했던 것이다. 유럽 대륙의 독일어권 나라들에서 1990년대 초 이래로 갑작스레 독립적인 출산센터들이 수십개 생겨났다. 유사한 출산센터들이 유럽 외 다른 나라들, 오스트레일리아, 미국에서 나타났는데, 그곳에서는 1970년대에 이미 그런 현상이 시작되었다. 출산센터란 개념은 뿌리로 되돌아가는 한 방식이다. 그것은 가정출산보다 더 오래된 개념이다. 전통사회에서 여성들은 집에서 아기를 낳지 않았다. 그들은 보통 특별한 오두막에서 아기를 낳았고, 그곳에서 생리기간 동안 머물 수도 있었다. 어떤 문화에서는 출산 장소가 외양간이거나 여자들이 목욕을 하는 장소였다. 스칸디나비아 나라들에는 지금 대안적 출산센터 병동이 있는 병원들이 있다. 거기는 자신이 병원에 있다는 것을 잊어버릴 수 있는 곳이다.

가정출산을 21세기의 상황에 맞추는 것이 산업화 이후 시대를 준비하는 또다른 방식이 될 것이다. 오늘날 대다수의 여성들이 도시화된 환경에서 살고 있고 따라서 병원 가까이에 있다. 게다가 이동전화와 같은 값싼 기술들을 자유롭게 사용할 수 있어서 가정출산을 돕는 조산원과 지역병원 의료팀 사이의 의견교환이 쉽게 이루어질 수 있다. 그런 상황에서 가정출산과 병원출산의 차이를 지적할 이유는 사라져버리는 경향이 있다. 가정출산의 프라이버시가 제공할 수 있는 것과 병원의 설비가 제공할 수 있는 것을 조화시키는 일이 더 쉬워지고 있다.

많은 경우에 출산 장소를 결정하는 일은 진통이 시작될 때까지 연기해도 된다. 진통 과정이 정상적이면 왜 병원에 간단 말인가? 병원에 가는 것이 현명한 일인 듯싶으면 병원에 가서 아기를 낳으면 된다. 그때쯤이면 난산의 가장 일반적인 이유 — 너무 일찍, 진통이 제대로 시작되기 전에, 임신한 여성이 환경의 영향에 아주 민감한 상태일 때 병원에 가는 것 — 는 제거된 다음이다. 가정출산에 대해 불안감이 있는 여성들도 병원에 가능한 한 늦게, 결정적 분기점을 넘은 후에 가도록 해야 한다. 이것은 핵가족의 경우에는 쉽지 않은 일이다. 주변에 있는 유일한 성인이 아기아빠이고 그는 보통 병원에 도착하기 전에 아기가 태어날까 봐 겁을 먹고 있다. 그러므로 전환기 동안에 어떤 나라에서는 '둘라(doula)'가 중요한 역할을 할 수 있는 것이다.

둘라

전형적인 둘라는 '정상분만'의 경험이 있는 어머니나 할머니이다. 젊은 여성이 출산 앞뒤의 전 기간 동안 의지할 수 있는 어머니 같은 인물이다. '둘라 현상'은 진정한 조산원 노릇의 부활의 한 면모로 나타난다. 1970년대 이래로 존 케넬과 마샬 클라우스가 출산 시 전문가가 아닌 여성의 참석에 관한 연구에서 이 그리스어 단어를 사용했다. 그리스 사람들은 이 용어를 좋아하지 않았다. 둘라는 고대 그리스어에서 노예였기 때문이다. 아테네 출신의 한 조산원은 '어머니와 함께'라는 뜻의 '파라마마(paramama)' 같은 용어가 더 좋겠다고 말했다. 그러나 우리는 둘라가 출판된 여러 연구에서 사용되었고, 이제 이미 받아들여져 있으므로 그대로 사용한다.

존 케넬과 마샬 클라우스는 1970년대에 과테말라의 두 병원에서 연구를 시작했다. 그곳에서는 날마다 50~60명의 아기가 태어나고 미국에서 온 의사와 간호사들이 산과의 기본절차를 확립해 놓은 곳이었다. 그들은 둘라의 참석이 모든 종류의 의료적 개입과 약물 사용을 극적으로 줄이며, 결과를 개선시킨다는 사실을 발견했다. 그들은 텍사스 휴스턴의, 주로 스페인계 주민이 살고 있고 수입이 낮은 지역에서 같은 연구를 했다. 그곳에서 출산을 돕는 사람들은 영어를 쓰는 사람들의 지시를 받았고, 산모들은 12인실에 있었다. 둘라들은 스페인어와 영어를 다 했다. 과테말라에서와 마찬가지로 여기서도 둘라의 참석은 긍정적인 영향을 미쳤다.

연구가 수입이 낮은 스페인계 사람들에 관한 것이었을 때 통계적 결과는 둘라의 긍정적 영향을 분명하게 보여주었다. 그러나 서부 캘리포니아의 카이저 퍼마넨트에서는 달랐다. 그곳에서는 둘라의 참석이 제왕절개나 다른 수술적 방법을 사용한 분만의 비율에 영향을 미치지 않았다. 그러한 차이는 잘 해석할 필요가 있다.

카이저 퍼마넨트의 인구는 전형적으로 중산층 미국인이다. 그런 경우 거의 항상 아기아빠가 참석한다. 불행히도 연구자들은 둘라가 어떤 식으로 선택되었는지에 관해선 아무런 정보를 제공하지 않았다. 그들은 모든 둘라들이 공인된 훈련과정을 이수했고 경험 많은 둘라의 지휘하에 적어도 두번 이상 출산에 참여했다는 것을 강조하는 일이 더 중요하다고 보았다. 그러나 우리는 그런 훈련이 오히려 비생산적(counterproductive)일 수 있지 않을까 의심할 수 있다. 나는 휴스턴 연구에 참여했던 둘라 중 세명과 저녁을 먹은 적이 있다. 그들은 긍정적인 경험으로서 자신들의 출산에 대해 많은 이야기를 했다. 그들은 훈련에 대해서는 언급하지 않았다. '훈련'이라는 용어는 둘라가 하는 일이, 둘라가 누구인지보다 더 중요하다는 것을 암시한다. 물론 그렇다고 둘라가 무식해야 된다는 뜻은 아니다.

많은 것을 알고 있는 둘라와 함께 있을 때 젊은 산모는 더 안전하게 느낀다. 이상적인 둘라는 비록 피상적인 지식이라 하더라도 임신, 출산, 수유에 관련된 것을 무엇이든 알고 있어야 한다. 의사가 전치태반 가능성을 말하는 것을 들은 임부를 상상해보자. 둘라는 적어도 그것이 무엇을 뜻하는지 이해해야 한다.

둘라들을 위한 교육은 산과학의 응급처치에 주력해서 아주 드문, 정말로 위급한 상황이 생겼을 때 당장에 알아챌 수 있게 해야 한다. 예를 들어, 양막이 갑자기 파열된 후 탯줄이 음문에 보이면 둘라는 지체없이 병원에 가야 한다는 결론을 내려야 한다. 가는 길에 그는 의료진과 접촉하고 '탯줄 탈출증'이라는 용어를 사용할 것이다. 임신한 여성이 갑작스런 심한 복통이 있어 그것이 계속되고 쇼크상태가 되면 둘라는 의료진에게 '태반 조기 박리(早期剝離)의 의심'이 있다고 말할 것이다. 아기가 자동차 안 등 예상치 못한 곳에서 태어나면 둘라는 그렇게 빠르고 쉬운 분만의 경우 보통 아무런 할 일이 없다는 것을 알 것이다. 단 하나 중요한 일은 아기와 산모가 춥지 않도록 해야 한다는 것뿐이다. 탯줄을 자르는 것은 생리학적으로 필수적인 일은 아니다. 그러나 그것은 사람들 마음속에 확실하게 자리를 잡고 있는 의식(儀式)이기 때문에 많은 응급처치 프로그램에서 탯줄 자르는 법을 가르친다.

대중매체에서는 흔히 구두끈으로 탯줄을 묶고 부엌가위로 탯줄을 자른 영웅적인 똑똑한 아빠 이야기가 나온다. 기차나 비행기 등에서 아기를 낳는 일이 생기면 뉴스에서는 보통 아기를 낳은 여성이 아니라 우연히 그 옆에 있다가 아기를 '받아낸' 사람에게 초점을 맞춘다.

'둘라 현상'의 미래는 둘라라는 단어를 어떻게 이해하느냐에 달려있다. 둘라가 출산의 현장에 조산원, 의사, 아기아빠에 더해서 참석하는 또 한사람에 불과하다면 그녀의 참석은 역효과를 낼 것이다. 만일 둘라가 어떤 사람인지, 어떤 성품을 가졌는지가 아니라 어떤 훈련을 받았는지에 초점이 놓인다면 둘라 현상은 무의미하게 끝날 것이다.

새로운 토착성

우리가 조산원의 새로운 세대를 기다리고 있는 전환기 동안에 어떤 여성들은 출산 시 절대적인 프라이버시의 필요를 충족시킬 방법을 스스로 찾아낸다. 그들은 자격을 갖춘 사람을 부르지 않는다. 그들은 그냥 집에서 혼자 아기를 낳는다. 그런 여성들은 흔히들 하는, 도와주는 사람이나 안내인, 코치, 지원하는 사람, 파트너 혹은 훈련받은 건강전문가 없이는 아기를 낳을 수 없다고 암시하는 말들을 쉽사리 받아들이지 않는다. 그들은 직관적으로 자신감과 절대적인 프라이버시가 순산을 위한 최상의 조건임을 안다.

그들의 행동은 보통 이해할 수 없고 무책임한 것으로 간주되기는 하지만, 우리는 이 여성들로부터 배울 것이 있다. 우리는, 수천 년간 출산이 문화적으로 통제되어왔음에도 불구하고 여전히 여성들은 아주 오래된, 포유류적인 필요에 연결되어 있다는 것을 깨달아야 한다. 출산에 대한 생명역동적 태도는 출산보조원의 역할이 아니라 아기를 낳는 여성의 뿌리 깊은 필요에 기초를 둔다. 그런 여성들은 2032년 이전에 산과의사나 조산원 노릇을 할 사람들에게 생각할 거리를 제공하고 있다.

17. 2032년 이전의 조산원 또는 산과의사

적응할 수 없는 조산원들

전세계에서 많은 조산원들은 현재의 고도로 산업화된 출산에 적응하는 것이 어렵다고 느낀다. 그들은 자신들이 관행적 조산원 학교에서 의료위원회들이 세운 계획안을 따르도록 훈련받았다는 것을 깨닫고 있다. 그들은 자신들이 체제의 포로이며, 이 체제가 조산원의 기술을 파괴한다고 느낀다. 그들 중 일부는, 마치 출산의 역사에서 새로운 장이 열리기를 기다리는 듯, 일을 중단한다. 다른 이들은 내부로부터 그 체제와 싸우려 한다. 또다른 이들은 인습적인 산과병동에서 하는 일에 대한 대안을 찾는다. 어떤 이들은 '훈련받은 것을 지워버려야' 할 필요가 있다고 말한다.

우리가 기다리고 있는 전환기 동안에 '조산원들이 받은 훈련을 지워버리기'는 그렇게 비밀스럽고 신비로운 일이 아닌 것으로 되어갈 것이다. 그 용어는 여섯 아이의 어머니이고 유타주 하이지이어대학의 설립자인 쟈닌 파르바티 베이커가 도입했다. 쟈닌과 그의 제자들이 함께하고 있는 비전은 모든 어머니가 다 조산원이라는 것이다. 이 학교가 조직한 국제적인 '회의'는 '모임'이라고 불리고 보통 황야(荒野)에서 열린다. 하이지이어는 지금 5개 대륙에 1,000명의 학생이 있다. 가까운 장래에 이 대학의 목표가 더 잘 이해되기를 희망하자.

여전히 체제 속에 갇혀서

산과의사 중에도 자신이 체제의 포로라고 느끼며, 다른 종류의 진료로 옮겨 가려고 하는 이들도 있다. 나는 여러 나라에서 그런 사람들을 만났다. 어떤 이들은 정말로 고립되어 있다. 다른 이들은 동료들의 그물조직에 속하고자 하는 욕구를 충족시킬 수 있다. 나는 서울에서 '보다 나은 출산(Better Birth)'이라는 단체를 만든 산과의사들과 함께 하루를 보냈다. 서울에 있는 사람도 있었고, 여러 먼 지방에서 온 사람도 있었다. 한국에서 조산원은 거의 완전히 사라졌고 일반적으로 여성들은 고도의 의료장비가 갖춰진 환경에서 아기를 낳으며 제왕절개 비율은 40퍼센트 정도라는 것을 강조할 필요가 있다. 임신 건당 초음파 스캔 횟수가 세계 기록을 넘는 나라에서 우리의 주요 화제 중 하나가 출산전 관리였다는 사실은 의미심장하다. 출산전 관리는 산과진료 중에서 어느 정도까지는 빠르게, 적어도 출산 자체에 대한 태도나 출산 환경보다는 더 빠르게 변할 수 있는 면인 것 같았다.

'출산전 관리(antenatal care)'라는 개념은 새로운 것이다. 그것은 20세기 동안에 나타나 발전되었고, 따라서 산업화된, 그리고 의료적으로 통제된 출산의 개념과 불가분의 것이다. 그리고 왜 지금 지배적인 산전관리는, 끊임없이 잠재적 문제들에 집중하는가를 설명해준다. 일반적으로 출산 전 병원 방문의 유일한 목표가 기형이나 병리적 상태를 찾아내려는 것이므로 '보살핌(care)'이라는 단어는 적절치 못하고 거짓된 것이기조차 하다. 표준화와 일상적인 검사는 산업화된 출산전 관리의 주요 특징들이다. 그런 특징들은 의료문헌에서 뽑은 수없이 많은 발췌문으로 예시할 수 있다. 나는 전형적인 예로서 의학잡지 《랜싯》에 실린 짧은 글을 들겠다. 저자는 호주의 여성과 아동 건강기구에 속해있는 사람이다. 그는 한 부부가 산전관리를 위해 병원을 방문하는 것을 소개하고자 했다. 그는 남자를 포함시켜야 하는 이유를 설명하고 나서 남자들의 출산 전 병원 방문이 '일상적'이 되려면 몇년이 걸릴 것이라고 유감스러워한다. 부부가 함께 병원에 가는 것은 HIV에 관련되어서가 아니라, 성적으로 옮겨지는 감염과 결핵을 포함해서 기타 전염성 질병을 찾아내고 치료할 기회로서, 또 임신 중이나 진통 중에 합병증이 일어나면 긴급히 병원으로 옮길 방법을 의논하기 위해서 권장되어야 한다는 것이다. 그러니까 명백히 요점은 위험에 관해 — 다른 것은 없고 — 가능한 한 많이, 가능한 한 많은 사람에게 말하고자 하는 것이다.

그런 맥락에서, 출산 전 방문이 흔히 강력한 '노시보 효과', 즉 임신한 여성 그리고 간접적으로 가족들의 정서상태에 부정적인 영향을 미치는 효과가 있다는 사실은 놀랍지 않다. 많은 나라에서 대부분의 여성들이 출산 전에 열번 병원에 가는데, 다시 말해서 이것은 잠재적인 위험에 관한 이야기를 들을 기회가 열번 있다는 것이다. 현대의 임신한 여성들은 기쁨에 차있을 수 없다. 그들은 모두 적어도 한가지는 걱정할 일이 있다. 혈압이 너무 높거나 낮다든가, 체중 증가속도가 너무 빠르다거나 너무 느리다거나, 빈혈이라거나, 혈소판 수치가 낮으므로 출혈의 가능성이 있다거나, 임신성 당뇨가 있다거나, 태아가 너무 작거나 너무 크다거나, 태반이 처졌다거나, 10대 임신이어서 특별한 위험이 있을 수 있다거나, 39세이므로 늦은 임신이어서 특별히 위험하다거나, 태아가 아직 거꾸로 있다거나, 혈액검사상 아기가 다운증후군일 위험이 있다거나, 제때에 엽산을 섭취하지 않았으므로 척추파열의 가능성을 고려해야 된다거나, 풍진에 대한 면역이 없다거나, Rh음성이라거나, 지난 수요일에 아기를 낳았어야 하니까 유도분만을 고려해야겠다는 등등으로 말이다. 그런데도 '정상적인' 여성으로 존재하는 게 가능할까?

현대 산과학의 뿌리 깊은 표준화를 향한 경향, 일상적 절차(routine)라는 키워드, 그리고 따라서 관행의 산과적 태도 전반이 권위있는 역학(疫學) 연구결과들에 의해 도전을 받고 있는 것도 역시 산전관리에 관련해서이다.

RADIUS(Routine Antenatal Diagnostic Imaging with Ultrasound) 테스트는 1만5,000명 이상의 임신한 여성들을 대상으로 하였다. 그것은 일상적으로 초음파검사를 받은 사람들과, 특정 문제를 확인하기 위해서만 초음파검사를 받은 사람들을 무작위로 선정하여 비교하였다. 필요할 때만 초음파검사를 받은 집단의 임신 건당 초음파 횟수는 0.6이었다.

결론은, 《뉴잉글랜드 의학저널》 사설에 표현된 것처럼, 명백하다. 즉 임신한 여성 모두에게 일상적으로 초음파검사를 할 의학적 근거가 없다는 것이다.

이 연구와, 캐나다 전체 인구를 대상으로 한 임신성 당뇨를 찾아내기 위한 일상적인 검사가 결과를 개선시키지 않음을 밝히는 대규모 연구 사이에는 유사성이 있다. 이 연구가 발표·출판된 후에 미국 산부인과학회는 새로운 지침에서 임신성 당뇨를 일상적으로 검사하지 않는 것이 의료과실은 아니라고 발표했다. 태국, 쿠바, 사우디아라비아, 아르헨티나의 53개 센터를 포함한 WHO의 조사 결론도 덧붙이기로 하자 — 현재 일상적으로 이루어지고 있는 것보다 적은 횟수의 병원 방문으로 출산전 관리가 효과적으로 제공될 수 있다고 확인되었다.

이들 최근의 연구들을 훑어보면 상당수의 산과의사들이 현재 두가지 상반되는 영향들 사이에서 갈등하는 이유를 알 수 있다. 한편으로 그들은 산업적 출산의 전성기에 훈련을 받았다. 그들은 아직도 일상적 절차와 임상적 관행(protocol)이라는 단어에 기초를 둔 체제의 포로들이다. 다른 한편으로 출산전 관리의 표준화를 재고하게 만드는 과학적 자료들의 축적으로 그들의 상식이 일깨워졌다. 우리는 진정한 생명역동적 태도로 가는 길에 있는 것인가?

생명역동적 태도와 출산전 관리

진정한 생명역동적 태도는 근본적으로 다른 유형의 출산전 관리를 의미할 것이다. 1991년과 1992년에 런던의 대형 병원에서 시행한 임신 중 영양에 관한 연구에서, 나는 그런 환경에서조차도 출산전 관리의 지배적인 태도를 바꾸는 일이 쉬울 것임을 알았다. 나는 무작위로 선정한 임신 여성 500명을 인터뷰했다.

그 인터뷰는 표준적인 출산전 상담에 추가한 것이었다. 우리 대화의 주된 부분은 아기의 두뇌발달에 필요한 특정 영양소에 관한 것이었다. 그들 대부분은 열성적으로 아기의 성장에 대해 이야기하려 하였고, 인터뷰를 연장시키는 경향이 있었다. 이것은 건강전문가들이 임신한 여성들의 정서상태에 긍정적인 영향을 줄 수 있음을 시사한다. 그들의 주된 관심사 중 하나는 적어도 보호 효과를 갖는 것일 것이다.

현재의 과학으로 우리는 어머니의 어떤 정서상태가 – 특히 코티솔 같은 호르몬의 높은 수치와 연관된 정서상태 – 태아의 발달에 영향을 미칠 수 있다는 점을 이해하고 있다. 더욱이 우리 자료은행(www.birthworks.org/primalhealth)에 포함되어 있는 수십건의 연구가, 임신한 여성의 정서상태는 그 아기에게 평생 가는 영향을 미친다는 것을 확실히하고 있다. 융통성 있는 건강전문가라면 긍적적인 태도로 바뀌는 데에 그리 긴 시간이 걸리지 않을 것이다.

주로 가족과 사회의 역할이 되어야 하지만, 어떤 건강전문가들은 임신한 여성들의 정서상태에 직접적인 긍정적 영향을 미치는 활동들을 권장하고 주선할 수도 있을 것이다. 프랑스의 한 병원에서 1970년대와 1980년대에 우리는 피아노를 사서 화요일 저녁마다 임신한 여성들이 와서 함께 노래를 부를 수 있게 했다. 이날은 아빠들, 조산원들, 청소부, 비서를 포함해서 누구나 올 수 있게 했다. 이 노래모임을 마치면 분명히 모두가 다 행복했다. 우리는 – 코티솔과 카테콜아민 수치를 측정하지 않고도 – 임신한 여성의 호르몬 균형이 태중의 아기의 성장과 발달에 도움을 준다고 주장할 수 있었다.

사실 건강상담을 하는 사람의 첫째 의무는 적어도 임신한 여성과 상담을 하는 동안 '노시보 효과'가 생길 위험을 줄이는 것이어야 한다. 병원에서의 검사결과를 긍정적으로 제시하는 것은 거의 언제나 가능하며 또 정당화된다.

임신 말기에 혈압이 높다는 말을 들은 여성의 예를 상상해보자. 현재의 질병 위주의 태도는 아마도 이 결과를 나쁜 소식으로 제시하게 할 것이다. 무언가 잘못된 것이 있다는 것이다. 생명역동적 태도는, 그러나, 단순한 혈압 상승은 적응반응이며, 혈압을 뇨단백과 여러가지 대사장애와 연관시키는 질병인 자간전증(子癎前症)과 혼동하지 말아야 한다고 설명하게 할 것이다. 다른 증상 없이 혈압만 오르는 것은 보통 태반활동이 좋다는 징조이다. 태반은 — 태아의 보호장치로서 — 호르몬 분비를 통해 어머니의 생리상태를 조절하고 어머니에게 더 많은 혈액을 공급해달라고 요구한다.

적어도 네편의 권위있는 연구가 '임신성 고혈압'이 좋은 결과와 관련이 있음을 보여준다. 임신한 여성의 정서상태를 우선 보호하고자 하는 의사는 고혈압 같은 징후가 질병과 혼동되지 말아야 한다는 것을 설명하기 위해서 안심시키는 예들을 사용할 줄 안다. 예를 들어 "뇌에 종양이 있으면 두통이 있습니다. 그러나 두통이 있다고 해서 뇌종양이 있다는 뜻은 아니지요." 임신한 여성에게 자간전증이 있으면 반드시 뇨단백이 검출되므로 혈압을 다시 잴 필요는 없다고 말해주어 더욱 안심시킬 수 있다.

임신한 여성의 정서상태 보호를 중요시하는 의사는 '임신성 당뇨' 같은 강한 노시보 효과가 있는 겁주는 용어를 절대 사용하지 않을 것이다. 당대사의 변화가 검출되면 일시적인 현상으로 아기가 당을 더 많이 받기 위해서 태반을 통해 어머니에게 신호를 보낸 것이라고 설명할 것이다. 어머니의 몸은 인슐린의 영향에 덜 예민해짐으로써 이 요구에 응한 것이다. 임신성 당뇨는 '아직 질병을 찾고 있는 진단'이라고 불려왔다. 그런 진단이 나오면 모든 임신한 여성에게 해야 하는 단순한 권고로 이어진다. 순수한 설탕(음료 등)을 피하고 탄수화물(파스타, 빵, 밥 등)을 섭취하라, 충분한 운동을 하라는 것이다. 사실 생명역동적 태도는 아주 소수의 경우만 선택해서 포도당 내성 검사를 할 것이다.

나는 출산전 병원 방문을 한 뒤, 불안상태 — 공포상태인 경우도 있다 — 에 있는 임신한 여성의 전화를 끊임없이 받는다. 그런 전화의 공통적인 이유 중 하나는 일상적으로 측정하는 적혈구 농도를 잘못 이해한 것이다. 임신 말기에 적혈구 수치가 9.0이나 9.5 정도 되면 빈혈이라는 진단을 내리고 철분 알약을 주는 것이 흔히 있는 일인데, 그러면 그 여성은 자신의 몸에 무언가 잘못되어 바로잡을 필요가 있다고 이해한다.

그러나 만일 그 의사가 임신한 여성의 정서상태에 대해 염려하고 태반의 생리에 관심을 갖고 의학문헌들을 읽는 사람이라면 그것을 좋은 소식이라고 말해줄 것이다. 대규모 통계에 의하면 9.0 정도의 수치는 가장 좋은 출산을 가져온다고 말해줄 것이다. 임신한 여성의 혈액량은 극적으로 증가하게 마련이며 적혈구 농도는, 혈액의 희석 정도를 나타낸다는 설명을 해줄 것이다. 그 여성은 검사결과가 태반이 잘 활동하고 있으며 자신의 신체가 지시에 정확하게 반응하고 있다는 사실을 알려주는 것임을 이해할 것이다. 태반이 어머니에게 혈액을 더 묽게 하라고 청한다. 그래서 또 일시적 생리반응(혈액 희석)과 질병(빈혈)을 혼동하게 된다.

그런 오해의 근저에는 태반의 생리에 대한 몰이해가 있다. 태아의 대변자로서의 태반의 역할에 대한 관심 부족은, 출산생리학에 대한 관심 부족 못지않게 뿌리 깊다.

생리학자들은 자연의 보편적인 법칙을 연구한다. 생리학적 관점을 무시하는 것은 산업적 출산과 산업영농의 특징이다. 자연의 법칙들을 이해하고 그것들과 함께 일하는 것이 농업에서나 축산에서나 출산에서나 생명역동적 태도의 주된 특징이다. 출산전 관리의 진화는 생명역동적 태도의 개념을 예시하고 밝히는 기회를 주었다.

18. 막다른 골목에서 벗어나기

오늘날 농업·축산을 근본적으로 변화시킬 필요는 널리 이해되고 있다. 해결책도 있다. 또한 너무 늦기 전에 온실가스의 대규모 방출과 그것이 기후에 미치는 영향을 통제하기 위해 화석에너지 사용을 최소화하는 것도 이론적으로 실행 가능하다.

현재 지구를 차지하고 있는 인간종은 몹시 영리해서 가장 복잡한 문제들이라도 공식화하고 해결책을 생각해낼 수 있다. 그러나 바로 그 인간들이 또한 진정한 우선순위를 깨닫고 어떤 생각들을 행동으로 옮기는 데 무능력을 보여주고 있다는 특징을 가지고 있다. 그래서 인류는 막다른 골목에 처해있는 것이다.

1만년 전

인류는 약 1만년 전에 농업의 도래와 짐승들을 길들인 것과 함께 이 막다른 골목에 들어섰다. 신석기혁명은 중동, 동남아시아, 중국 중앙부, 중앙아메리카와 안데스 등지의 여러 첨단사회들로부터 퍼져나갔다. 그때부터 모든 인간집단의 기본적인 생존전략은 자연을 지배하는 것이었다. 자연의 지배 — 그것은 재산의 개념을 뜻하는데 — 는 갈등의 주요원인이 되었다. 전쟁은 인간집단들 간의 관계에서 일반적인 것이 되었다. 인간집단들은 서로를 지배하고, 심지어 서로를 없애버리려 하는 경향을 갖게 되었다. 그때부터 인간에 잠재한 공격성을 계발하는 것이 유리하게 되었다.

인류 역사의 이 전환점은 또 우리 조상들이 인간의 생식에 대한 이해를 증진시킬 기회를 얻게 된 때이기도 하다. 가축이 된 짐승들을 관찰하여 성관계의 역할과 따라서 남성의 역할을 이해하게 되었다. 성적 접촉은 여러가지 결혼제도와 성기 절단을 포함한 아주 다양한 의식들을 통해 조직화되고 통제되었다. 그 이후 성생활의 모든 일은 문화적 환경의 통제하에 있게 되었다. 출산도 마찬가지이다.

믿음의 전승은 출산 과정과 특히 출산과 후산 사이의 과정을 통제하는 강력한 방법이다. 모든 문화에 걸쳐있는, 초유가 오염된 것이며 해롭다는, 짜서 내버려야 되는 것이라는 믿음에 대해 다시 언급하자. 초유에 대한 이 부정적인 태도는 아기는 태어나자마자 어머니가 아닌 다른 사람에게 안겨있어야 한다는 것을 의미한다. 이것이 서둘러 탯줄을 자르는 널리 퍼져있는 뿌리 깊은 의식의 기원이다.

우리는 갓난아기와 어머니의 관계를 간섭하는 알려져 있는 의식들을 모두 기록할 수는 없다. 또 초유에 관한 일반적인 태도를 강화하는 모든 믿음에 대해 언급할 수도 없다. 예를 들어, 서아프리카의 여러 종족에는 갓난아기의 몸에 나쁜 영혼이 들어가지 않도록 산모는 갓난아기의 눈을 들여다보면 안된다는 믿음이 있다. 사랑의 능력 발달에 결정적인 시기로 생각되는 이 짧은 동안에 어머니의 보호본능에 도전하는 이 수많은 믿음과 의식들의 진화론적 이점(利點)은 무엇인가?

현재의 과학적 상황에서 우리는 그런 식으로 질문을 할 생각을 한다. 대답이 제시될 수 있기 때문이다. 대부분의 인간집단에게 생존을 위한 기본책략이 자연과 다른 인간집단을 지배하는 것이었던 때부터 인간을 더 공격적으로 만들고 생명을 파괴할 수 있게 만드는 것이 유리했다. 달리 말하면, 자연에 대한 사랑, 즉 어머니 대지에 대한 존경심을 포함해서 사랑하는 능력을 줄이는 것이 유리했다.

신석기혁명의 시작 이래로 가장 성공적인 사회는 출생을 전후한 시기에 가장 적절한 믿음과 의식을 구사할 수 있는 사회였다는 것은 이해할만한 일이다. 우리의 해석은, 사라져버리기 전에 연구할 수 있었던 아주 적은 수의 농경 이전 시대 사람들에게서 나온 자료들로 확인되었다. 그들은 생존을 위한 다른 책략을 가지고 있었다. 그들의 책략은 생태계와 완전한 조화 속에서 사는 것이었다.

이들 사회에서 주요 관심사는 인간에 잠재하는 공격성을 계발하지 않는 것이었다. 우리는 특히 아프리카의 농경 이전 시대 사람들인 쿵족(族)의 출산에 관해서 알고 있다. 출산이 임박한 것 같으면 어머니는 100~200야드 걸어가서 그늘에 적당한 장소를 찾아 깨끗이 치우고 나뭇잎을 푹신하게 깔고 혼자서 아기를 낳는다.

몇천년 동안 잠재적 공격성에 따라 인간집단이 선택되어왔다. 우리는 모두 그런 선택의 열매들이다. 바로 이것이 사랑의 능력이 손상된 분명한 표시를 알아보고 그것에 대하여 조처를 취하는 능력이 우리에게 부족한 이유를 설명해준다. 바로 그것이 우리가 쉽사리 그 막다른 골목을 벗어나지 못하는 이유이다.

오늘

오늘 궁극적인 최우선 과제는 농업을 변형시키거나 온실가스 방출을 조절하는 것이 아니다. 최우선적인 과제는 무엇보다 지금까지와는 다른 유형의 인간의 도래를 가능하게 하는 일이다. 이 다른 인간 — 진정한 호모사피엔스 — 은 자연지배의 한계가 명백해진 시점에서 새로운 생존책략을 만들어낼 수 있어야 한다. 그는 어머니 대지에 대한 존경이 어떻게 계발되는지 궁금히 여길 수 있어야 한다. 그는 인류와 어머니 대지 사이의 대화에 참여할 수 있어야 한다. 그것은 어느 정도의 인류통일을 의미한다. 달리 말해서, 그는 사랑의 에너지의 주인이 되어야 한다.

지구가 미래에 인간의 삶을 부양할 수 있으려면 우리는 필요와 이성, 그리고 과학적 지식에 의해 촉발된 비유전적인 변이를 위한 준비를 해야 한다. 그러한 변이는 사랑의 과학화의 시대에 유토피아적인 것은 아니다. 우리는 사랑하는 능력이 어린시절, 특히 출생 전후 시기의 경험들의 긴 연쇄를 통해 계발된다는 사실을 배우고 있다. 아기가 태어나는 방식은 일상적으로 방해를 받는 그 연쇄의 결정적 고리이다. 그것은 또 우리가 그것에 관해 행동을 할 수 있는 고리이기도 하다. 출산이 문화적으로 통제되어온 지 몇천년이 경과했지만 현재의 인류는 아직 진정한 인간으로의 변이가 불가능할 만큼 손상을 입지는 않았다.

그렇기 때문에 현재와 같은 출산의 산업화가 인류의 미래에 관심이 있는 사람들의 주된 관심사가 되어야 한다. 하이지이어대학의 중대한 목표가 수십년 안에 수백만의 사람들에 의해 공유될 것을 꿈꾸어보자. "출산을 치유함으로써 지구를 치유하자."

참고문헌

1. 마지막 일격

- Bader, F., Davis, G., Dinowitz, M., Garfinkle, B., Harvey, J., Kozak, R., Lubiniecki, A., Rubino, M., Schubert, D., Wiebe, M. and Woollett, G. (1988) Assessment of risk of bovine spongiform encephalopathy in pharmaceutical products, *Biopharm.* January, pp. 20-31.
- Bradley R. (1999) BSE transmission studies with particular reference to blood, *Dev. Biol. Stand.* 99:35-40.
- Brown, D.W.G. (2001) Foot and mouth disease in human beings, *Lancet* 357:1463.
- Brown, P., Cervenakova, L., McShane, L.M., Barber, P., Rubenstein, R. and Drohan, W.N. (1999) Further studies of blood infectivity in an experimental model of transmissible spongiform encephalopathy, with an explanation of why blood components do not transmit Creutzfeldt-Jakob disease in humans, *Transfusion* 39:1169-78.
- Brown, P., Rohwer, R.G., Dunstan, B.C., MacAuley, C., Gajdusek, D.C. and Drohan, W.N. (1998) The distribution of infectivity in blood components and plasma derivatives in experimental models of transmissible spongiform encephalopathy, *Transfusion* 38:810-16.
- Donnelly, C.A., Ghani, A.C., Ferguson, N.M. and Anderson, R.M. (1997) Recent trends in the BSE epidemic, *Nature* 389:903.
- FDA (2000) TSE Advisory Committee, transcript of June meeting.
- Harris, D.A. (1999) Cellular biology of prion diseases, *Clin. Micro. Rev.* 12:429-44.
- Holden, Patrick (2000) Howard's way, *Living Earth* 211:14.
- Kimberlin, R.H. (1991) An overview of bovine spongiform encephalopathy, *Dev. Biol. Stand.* 75:75-82.
- Prempeh, H., Smith, R. and Muller, B. (2001) Foot and mouth disease: the human consequences, *BMJ* 322:5656.
- Taylor, D.M., Fraser, H., McConnell, I., Brown, D.A., Brown, K.L., Lamza, K.A. and Smith, G.R.A. (1994) Decontamination studies with the agents of

bovine spongiform encephalopathy and scrapie, *Arch. Virol.* 139:313-26.
- USDA(United States Department of Agriculture), consult 〈www.usda. gov〉
- Venters, G.A. (2001) New variant Creutzfeldt-Jakob disease: the epidemic that never was, *BMJ* 323:858-61.
- Wilesmith, J.W., Wells, G.A.H., Ryan, J.B.M., Gavier-Widen, D. and Simmons M.M. (1997) A cohort study to examine maternally-associated risk factors for bovine spongiform encephalopathy, *The Vet Record* 141:239-43.

2. 주요 관심사들과 최근의 큰 사건들

- Alaluusua, S., Lukinmaa, P.-L., et al. (1993) Exposure to 2,3,7,8-tetrachlorodibenzo-para-dioxin leads to defective dentin formation and pulpal perforation in rat incisor tooth, *Toxicology* 8:1-13.
- Alaluusua, S., Lukinmaa, P.-L., et al. (1996) Polychlorinated dibenzo-p-dioxins and dibenzofurans via mother's milk may cause developmental defects in the child's teeth, *Environ. Toxicol. Pharmacol.* 1:193-7.
- Alaluusua, S., Lukinmaa, P.-L., et al. (1999) Developing teeth as biomarker of dioxin exposure, *Lancet* (16 January) 353:206(research letter).
- Allan, B.B., Brant, R., Seidel, J.E. and Jarrel, J.F. (1997) Declining sex ratios in Canada, *Can. Med. Assoc.* J. 156:37-41.
- Astolfi, P. and Zonta, L.A. (1999) *Hum. Reprod.* 14(12): 3116-19.
- Auger, J., Kunstmann, J.M., Czyglik, F. and Jouannet, P. (1995) Decline in semen quality among fertile men in Paris during the past 20 years, *N. Engl. J. Med.* 332:281-5.
- Brown, C., Heitkamp, M., et al. (1981) Niacin reduces paraquat toxicity in rats, *Science* 212:1510-11.
- Chkraborty, D., Bhattacharya, A., et al. (1978) Biochemical studies of polychlorinated biphenyl toxicity in rats: manipulation by vitamin C. *Int. J. Vitamin Nutr. Res.* 48:22-31.
- Clark, D. and Prouty, R. (1997) Experimental feeding of DDE and PCB to female big brown bats, *J. Toxicol. Environ. Health* 2:917-28.
- Davis, D.L., Gottlieb, M.B. and Stampnitzky, J.R. (1998) Reduced ratio of male to female births in several industrial countries: A sentinel health indicator? *JAMA* 279:1018-23.

– DeFreitas, A. and Norstrom, R. (1974) Turnover and metabolism of polychlorinated biphenyls in relation to their chemical structure and the movement of lipids in pigeons, *Can. J. Physiol.* 52:1080-94.
– Dimich-Ward, H., Hertzman, C., et al. (1998) Reproductive effects of paternal exposure to chlorophenate wood preservatives in the sawmill industry, *Scand. J. Work Environ. Health* 24(5):416.
– Feitosa, M.F., Krieger, H. (1992) Demography of the human sex ratio in some Latin American countries, 1967-1986, *Hum. Biol.* 64:523-30.
– Forman, D. and Moller, H. (1994) Testicular cancer, *Cancer Surv.* 19-20:323-41.
– Garcia-Rodriguez, J., Garcia-Martin, M., et al. (1996) Exposure to pesticides and cryptorchidism: geographical evidence of a possible association, *Environ. Health Perspect.* 104:394-9.
– Hassold, T. (1983) Sex ratio in spontaneous abortions, *Ann. Hum. Genet.* 47:39-47.
– Huisman, M., Koopman-Esseboom, C., et al. (1995) Neurological condition in 18-month-old children perinatally exposed to polychlorinated biphenyls and dioxins, *Early Human Development* 43:165-76.
– Infante-Rivard, C. and Sinnett, D. (1999) Preconceptional paternal exposure to pesticides and increased risk of childhood leukaemia, *Lancet* 354:1819 (letter).
– Jackson, M.B. (1998) John Radcliffe Hospital cryptorchidism research group: the epidemiology of cryptorchidism, *Horm. Res.* 30:153-6.
– Jacobson, J.L. and Jacobson, S.W. (1996) Intellectual impairment in children exposed to polychlorinated biphenyls in utero, *N. Engl. J. Med.* 335(11):783-9.
– Jacobson, J.L. and Jacobson, S.W. (2001) Postnatal exposure to PCBs and childhood development, *Lancet* 358:1568-9.
– Krstevska-Konstantinova, M., Charlier, C., Craen, M., Du Caju, M., Heinrichs, C., de Beaufort, C., Plomteux, G. and Bourguignon, J.P. (2001) Sexual precocity after immigration from developing countries to Belgium: evidence of previous exposure to organochlorine pesticides, *Hum. Reprod.* May 16(5):1020-6.
– Lambert, G. and Brodeur, J. (1976) Influence of starvation and hepatic

microsomal enzyme induction of the mobilization of DDT residues in rats, *Tox. App. Pharm.* 36:111.
- Marcus, M., Kiely, J., McGeehin, M. and Sinks, T. (1998) Changing sex ratio in the United States, 1969-1995, *Fertil. Steril.* 70(2):270-3.
- Mizuno, R. (2000) The male/female ratio of fetal deaths and births in Japan, *Lancet* 356:738-9.
- Mocarelli, P., Brambilla, P., et al. (1996) Change in sex ratio with exposure to dioxin, *Lancet* 348:409.
- Mocarelli, P., Gerthoux, P.M., et al. (2000) Paternal concentrations of dioxin and sex ratio of offspring, *Lancet* 355:1858-63.
- Moller, H. (1996) Change in male-female ratio among newborn infants in Denmark, *Lancet* 348:828-9.
- Nelson, B.K., Moorman, W.L. and Shrader, S.M. (1996) Review of experimental male-mediated behavioral and neurochemical disorders, *Neurotoxicol. Teratol.* 18(6):611-16.
- Olshan, A.F. and Faustman, E.M. (1993) Male mediated developmental toxicity, *Annual Rev. Public Health* 14:159-81.
- Paulozzi, L.J., Erickson, D. and Jackson, R.J. (1997) Hypospadias trends in two US surveillance systems, *Pediatrics* 100:831.
- Primal Health Research (1999a) newsletter, Spring, 6(4).
- Primal Health Research (1999b) newsletter, Autumn, 7(2).
- Sever, L.E. (1995) Male mediated developmental toxicity, *Epidemiology* 6:573-4.
- Sharpe, R.M. and Skakkebaek, N.E. (1993) Are estrogens involved in falling sperm counts and disorders of the male reproductive tract? *Lancet* 341:1392-5.
- Stowe, C. and Plaa, G. (1958) Extrarenal excretion of drugs and chemicals, *Am. Rev. Pharmacol.* 8:337-56.
- Tielemans, E., Van Kooij, R., et al. (1999) Pesticide exposure and decreased fertilisation rates in vitro, *Lancet* 354:484-5.
- Van der Pal-de Bruin, K.M. (1997) Change in male-female ratio among newborn babies in the Netherlands, *Lancet* 349:62.
- Vartiainen, T., Kartovaara, L. and Tuomisto, J. (1999) Environmental chemicals and changes in sex ratio: analysis over 250 years in Finland,

Environ. Health Perspect. 107:813-15.
- Walkowiak, J., Wiener, J.A., Fastenbend, A., et al. (2001) Environmental exposure to polychlorinated biphenyls and quality of the home environment: effects on psychodevelopment in early childhood, *Lancet* 358:1602-7.
- Wiemmels, J.L. and Gazzaniga, G., et al. (1999) Prenatal origin of acute lymphoblastic leukemia in children, *Lancet* 354:1499-503.
- Wirth, A., Schlierf, G. and Schelter, G. (1979) Physical activity and lipid metabolism, *Klin. Wochenschr.* 57:1105-201.

3. 소스와 타깃

- Blanchette, I. and Dunbar, K. (1999) Memory for analogies and analogical inferences, in *Proceedings of the Twenty First Annual Meeting of the Cognitive Science Society*, pp. 73-7.
- Blanchette, I. and Dunbar, K. (2000) How analogies are generated: the roles of structural and superficial similarity, *Memory & Cognition* 28:108-24.
- Dunbar, K. (1997) How scientists think: online creativity and conceptual change in science, in Ward, T.B., Smith, S.M. and Vaid, S. (eds) *Conceptual Structures and Processes: Emergence, Discovery and Change*, APA Press, Washington DC (also published in Japanese in 1999).
- Dunbar, K. (1999) The scientist invivo: how scientists think and reason in the laboratory, in Magnani, L., Nersessian, N. and Thagard, P. *Model-based Reasoning in Scientific Discovery*, Plenum Press, pp. 89-98.
- Dunbar, K. and Baker, L.M. (1994) Goals, analogy, and the social constraints of scientific discovery, *Brain & Behavioral Sciences* 17:538-9.
- Gentner, D., Holyoak, K.J. and Kokinov, B. (eds) (2000) *Analogy: Perspectives from Cognitive Science*, MIT Press.
- Holst, Glendon (2001) There is no Aha! in a brute force search (A CPSC 449 Honours Thesis) Department of Computer Science, University of British Columbia. consult 〈www.cs.ubc.ca/spider/gholst/HonoursThesis/.html〉
- Schunn, K. and Dunbar, K. (1996) Priming, analogy and awareness in complex reasoning, *Memory and Cognition* 24:271-84.

- Usha, Goswami (1998) *Cognition in Children*, Psychology Press.

4. 농업과 출산의 유사점들

- Carter, Jenny and Duriez, Thereze (1986) *With Child: Birth Through the Ages*, Mainstream.
- Donnison, Jean (1977) *Midwives and Medical Men*, Heinemann.
- McNetting, Robert (1993) *Smallholders, Householders*, Stanford University Press.
- Odent, Michel (1992) *The Nature of Birth and Breastfeeding*, Bergin and Garvey.
- Wertz, Richard and Wertz, Dorothy (1989) *Lying-in: A History of Childbirth in America*, Yale University Press.

5. 열광

- Abramsky, L., Botting, B., Chapple, J. and Stone, D. (1999) Has advice on periconceptional folate supplementation reduced neural-tube defects? *Lancet* 354:998.
- Jordan, Miriam (2001) Routine surgery: for Brazilian women, cesarean sections are surprisingly popular, *Wall Street Journal* 14 June.
- Leavitt, Judith Walzer (1986) *Brought to Bed: Childbearing in America*, Oxford University Press.
- Mathers, C.D., Sadana, R., Salomon, J.A., Murray, C.J.L. and Lopez, A.D. (2001) World Health Report 2000: Healthy life expectancy in 191 countries, *Lancet* 357:1685-91.

6. 그들을 기억하라!

- Conford, Philip (2001) *The Origins of the Organic Movement*, Floris Books.
- Gaskin, Ina May (2001) *Spiritual Midwifery*, 4th edition, The Farm Book Publishing Company.
- Leboyer, Frederick (1995) *Birth Without Violence*, Healing Art Press (reprint).
- McCarrison, Robert (1961) *Nutrition and Health*, Faber and Faber.
- Reich, Wilheim (1953) *The Murder of Christ*, Farrar, Straus and Giroux.

- Reich, Wilheim (1983) *Children of the Future*, Farrar, Straus and Giroux (first published in the *Orgone Energy Bulletin*).
- Steiner, Rudolf. Information in English about Rudolf Steiner and anthroposophy can be obtained from the Anthroposophical Society of Great Britain, Rudolf Steiner House, 35 Park Road, London NW1 6XT.
- Wrench, G.T. (1972) *The Wheel of Health*. Shocken Books.

8. 우리는 어떤 재앙을 기다리고 있는가

- Bookchin, Murray (1974) *Towards an Ecological Society*, Black Rose Books.
- Cnattingius, S., Hultman, C.M., Dahl, M. and Sparen, P. (1999) Very preterm birth, birth trauma, and the risk of anorexia nervosa among girls, *Arch. Gen. Psychiatry* 56:634-89.
- Forssman, H. and Thuwe, I. (1981) Continued follow-up study of 120 persons born after refusal of application for therapeutic abortion, *Acra. Psychiatr.* Scand. 64:142-9.
- Hattori, R., et al. (1991) Autistic and developmental disorders after general anaesthesic delivery, *Lancet*, 1 June, 337:1357-8 (letter).
- Huttunen, M. and Niskanen, P. (1978) Prenatal loss of father and psychiatric disorders, *Arch. Gen. Psychiatr.* 35:429-31.
- Jacobson, B. and Bygdeman, M. (1998) Obstetric care and proneness of offspring to suicide as adults: case control study, *BMJ* 317:1346-9.
- Jacobson, B. and Nyberg, K. (1990) Opiate addiction in adult offspring through possible imprinting after obstetric treatment, *BMJ* 301:1067-70.
- Jacobson, B., Nyberg, K., et al. (1987) Perinatal origin of adult self destructive behaviour, *Acra. Psychiatr. Scand.* 76:364-71.
- Kubicka, L., Matejcek, Z., et al. (1995) Children from unwanted pregnancies in Prague, Czech Republic, revisited at age thirty, *Acra. Psychiatr. Scand.* 91:361 9.
- Lynskey, M., Degenhardt, L., Hall, W. (2000) Cohort trends in youth suicide in Australia 1964-1997, *Aust. NZ J. Psychiatry*, June, 34(3):408-12.
- Myhram, A., Rantakallio, P., et al. (1996) Unwantedness of a pregnancy and schizophrenia of a child, *Br. J. Psychiatr.* 169:637-40.
- Nyberg, K., Buka, S.L. and Lipsitt, L.P. (2000) Perinatal medication as a

potential risk factor for adult drug abuse in a North American cohort, *Epidemiology* 11(6):715-16.
- Odent, M. (1986) *Primal Health*, Century Hutchinson.
- Odent, M. (2000) Between circular and cul-de-sac epidemiology, *Lancet* 355:1371.
- Raine, A., Brennan, P. and Medink, S.A. (1994) Birth complications combined with early maternal rejection at age 1 year predispose to violent crime at 18 years, *Arch. Gen. Psychiatry* 51:984-8.
- Salk, L. and Lipsitt, L.P., et al. (1985) Relationship of maternal and perinatal conditions to eventual adolescent suicide, *Lancet*, 16 March, pp. 624-7.
- Tinbergen, N. and Tinbergen, A. (1983) *Autistic Children*, Allen and Unwin.

9. 사랑의 과학화

- Odent, M. (2001) *The Scientification of Love*, 2nd edition, Free Association Books.
- Pedersen, C.A. and Prange, J.R. (1979) Induction of maternal behavior in virgin rats after intracerebroventricular administration of oxytocin, *Pro. Natl Acad. Sci.* 76:6661-5.

10. 꿀벌

- Amyes, Sebastian G.B. (2002) *Magic Bullets, Lost Horizons: The Rise and Fall of Antibiotics*, Horwood Academic Press.
- Darwin, Charles (undated) *Fertilisation of Orchids by Insects*, C.M. Coleman.
- Delaplane, K.S., and Mayer, D.F. (2000) *Crop Pollination by Bees*, CABI Publishing.
- Gorbach, S.L. (2001) Antimicrobial use in animal feed-time to stop, *N. Engl. J. Med.* 345:1202-3.
- McDonald, L.C., Rossiter, S., et al. (2001) Quinupristin-Dalfopristin resistant enterococcus faecium on chicken and in human stool specimens, *N. Engl. J. Med.* 345:1155-60.
- White, D.G., Zhao, S., et al. (2001) The isolation of antibiotic resistant

salmonella from retail ground meats, *N. Engl. J. Med.* 345:1147-54.

11. 잠들기와 출산

– Odent, M. (1990) Position in delivery, *Lancet* 12 May, 335(8698):1166.
– Odent, M. (1996) Knitting needles, cameras and electronic fetal monitors, *Midwifery Today*, Spring, 37:14-15.
– Odent, M. (1997) Preparing for the post-electronic birthing age, *Midwifery Today*, Fall, 43:19-20.
– Odent, M. (1998a) Active versus expectant management of third stage of labour, *Lancet*, 30 May, 351(9116):1659.
– Odent, M. (1998b) Don't manage the third stage of labour! *Pract. Midwife*, 1 September, 9:31-3.
– Odent, M. (2000) Insights into pushing: the second stage as a disruption of the fetus ejection reflex, *Midwifery Today*, Fall, 55:12.
– Odent, M. (2001) New reasons and new ways to study birth physiology, *Int. J. Gynecol. Obstet.* November, 75 Suppl 1:S39-S45.

12. 출산 시 아버지의 참여는 위험한가

– Odent, M. (1986) The world of men and the world of women, in *Primal Health*, Century Hutchinson.

16. 2032년 이전에 아기 갖기

– Gordon, N.P., Walton, D., et al. (1999) Effects of providing hospital-based doulas in health maintenance organization hospitals, *Obstet. Gynecol.* 93(3):422-60.
– Kennell, J., Klaus, M., et al. (1991) Continuous emotional support during labor in a US hospital, *JAMA* 265:2197-201.

17. 2032년 이전의 조산원 또는 산과의사

– Berkowitz, R.L. (1993) Should every pregnant woman undergo ultrasonography? *N. Engl. J. Med.* 329:874-5.
– Bucher, H.C. and Schmidt, J.G. (1993) Does routine ultrasound scanning improve outcome in pregnancy? Meta-analysis of various outcome

measures, *BMJ* 307:13-17.
- Curtis, S., et al. (1995) Pregnancy effects of non-proteinuric gestational hypertension, SPO Abstracts, *Am. J. Obst. Gynecol.* 418:376.
- Ewigman, B.G., Crane, J.P., et al. (1993) Effect of prenatal ultrasound screening on perinatal outcome, *N. Engl. J. Med.* 329:821-7.
- Garn, S.M., et al. (1981) Maternal hematologic levels and pregnancy outcome, Semin. Perinatol. 5:155-62.
- Hygieia. consult 〈www.freestone.org/hygieia.html〉
- Jarrett, R.J. (1993) Gestational diabetes: a non-entity? *BMJ* 306:37-8.
- Jarrett, R.J., Castro-Soares, J., Dornhorst, A. and Beard, R. (1997) Should we screen for gestational diabetes? *BMJ* 315:736-9.
- Kilpatrick, S. (1995) Unlike pre-eclampsia, gestational hypertension is not associated with increased neonatal and maternal morbidity except abruption, SPO abstracts, *Am. J. Obstet. Gynecol.* 419:376.
- Koller, O., Sandvei, R. and Sagen, N. (1980) High hemoglobin levels during pregnancy and fetal risk, *Int. J. Gynaecol.* Obstet. 18:53-6.
- Naeye, E.M. (1981) Maternal blood pressure and fetal growth, *Am. J. Obstet. Gynecol.* 141:780-7.
- Steer, P., Alam, M.A., Wadsworth, J. and Welch, A. (1995) Relation between maternal haemoglobin concentration and birth weight in different ethnic groups, *BMJ* 310:489-91.
- Symonds, E.M. (1980) Aetiology of pre-eclampsia: a review, *J. R. Soc. Med.* 73:871-5.
- Von Dadelszen, P. and Ornstein, M.P. et al. (2000) Fall in mean arterial pressure and fetal growth restriction in pregnancy hypertension: a meta-analysis, *Lancet* 355:87-92.
- Villar, J. and Ba'aqueel, H., et al. (2001) WHO antenatal care randomized trial for the evaluation of a new model of routine antenatal care, *Lancet* 357:1551-64.

부록

미래의 아이들

언젠가 마리아 몬테소리는 어떤 뜨락에서 두살 먹은 인도 아이가 땅바닥을 뚫어져라 바라보면서 손가락으로 줄 같은 것을 긋고 있는 모습을 보았다. 그 땅바닥에는 두 다리를 잃은 개미 한마리가 있었는데, 몹시 힘들게 기어가고 있었다. 아이는 자신의 손가락으로 길을 만들어줌으로써 개미를 도와주려고 하고 있었다. 그때 또다른 아이가 가까이 다가와서는 그 개미를 보고 발을 들어 밟아버렸다.

이 이야기는 생명에 대한 긍정적이거나 부정적인 태도가 얼마나 깊은 뿌리를 가질 수 있는 것인가를 말해준다. 두살짜리 아이들에 관해 제대로 된 지식을 가진 사람이라면 누구든지 아는 일이지만, 이 나이에 이르게 되면 아이들의 생명에 대한 존경심은 강화될 수도 있지만 이미 약화되었을 수도 있다. 생명에 대한 이러한 존경심이 어떻게 하면 훼손되지 않고 지켜질 수 있을까?

1860년대에 헤켈에 의해 도입된 이후 이번 세기의 중반에 이르기까지 '생태학'이라는 단어는 과학의 한 분야를 가리켰다. 생태학은 식물 및 동물과 그들의 환경 사이의 상관관계를 다루는 학문이었다.

그러다가 1950년대에 와서야, 자연을 우리 자신의 목적과 필요를 위해 이용함으로써 우리가 지구를 파괴하고 있다는 목소리가 들려오기 시작하였다. 그리하여 '생태적'이라는 단어는 점차적으로 인식과 깨달음과 위기 또는 심지어 충격을 떠올리게 하는 말이 되었다.

생태적 깨달음은 새로운 질문 — "우리는 어떻게 하면 지구파괴를 멈출 수 있을까?"라는 새로운 질문을 유발시켰다. 이 목표에 다다르기 위하여 '생태적'이라는 단어는 몇몇 달갑지 않은 용어들과 짝을 짓게 되었다.

많은 필자들이 생태적 사회에 관해 글을 썼고, 어떤 사람들은 생태철학이라는 개념을 소개하였으며, 또 어떤 사람들은 생태적 기술에 관해 말하였다.

나는 생태적이라는 단어는 '휴머니티'라는 단어에 결합되어야 한다는 신념을 갖게 되었고, 그래서 생태적 남성, 생태적 여성이라는 개념을 소개하려고 하였다. 우리에게 필요한 것은 모든 생명에 대한 새로운 존경심이다.

나는 내 첫 책을 썼을 때 그것을 《생태적 인간의 기원》이라고 이름 붙였다. 그러나 대서양 양안(兩岸)의 출판인들은 모두 '기원'이라는 단어보다 '탄생'이라는 단어가 독자들의 구미에 맞을 것이라고 느꼈다.

나의 주된 논리는 갓난아기와 어머니 사이의 관계와 인간과 어머니-지구 사이의 관계 간에 중요한 연결이 있다는 것이었다. 그래서 자연히 나는 유대관계, 애착의 과정에 관한 연구를 하게 되었다.

애착이 어떤 과정으로 이루어지는가에 관한 과학적 연구는 이번 세기의 중엽에 동물행동학자들에 의해 시작되었다. 콘라드 로렌츠의 새끼 거위의 행동에 관한 연구는 누구나 기억하고 있을 것이다. 새끼 거위들은 세상에 태어나서 처음 만난 몸집 큰 생물에게 평생 동안 강한 애착을 느낀다. 이러한 연구들에 의하면 민감한, 결정적인 시기가 중요하다. 그것은 두번 다시 되풀이되지 않는 매우 짧은 순간의 시간이다. 이러한 예비적 연구들이 있은 이후에 새, 포유류, 영장류에 속한 다양한 종(種)들에 관련하여 '민감기(敏感期)'라는 개념이 사용되어왔다.

내가 살고 있는 피티비에에서 가정이나 가정 같은 병원에서 정상적으로 아기를 분만하는 수많은 사례를 목격한 뒤에 나는 인간 사이의 유대관계에 있어서, 출산 직후의 첫 시간이 매우 중요한 순간이라는 것을 확신하게 되었다. 정상적인 출산이라고 할 때 내가 뜻하는 것은 프라이버시가 지켜지는 자연스러운 분위기 속에서, 흐릿한 어둠 가운데 될 수 있는 대로 적은 수의 사람들의 참여로 이루어지는 자연분만이다.

분만이 이루어지고 있는 동안에 많은 어머니들은 굉장히 특별한 의식상태에 놓여있게 된다. 그들은 그때까지 출산에 대하여 배워왔던 것, 그리고 그들 자신이 계획해왔던 것들을 다 잊어버릴 수 있다. 그들은 아기에게 우유를 먹이려고 계획했던 것도 다 잊어버릴 수 있다. 그러면서 한편으로는, 그들은 새로 태어난 아기를 어떻게 껴안을지, 그리고 어떠한 몸짓을 함으로써 아기가 엄마의 젖을 쉽게 빨 수 있게 할 것인가를 본능적으로 안다.

키티 프란츠는 여러 해 동안 모유를 먹이는 데 곤란을 겪고 있는 젊은 어머니들을 돕는 일을 해왔다. 그녀는 다년간의 관찰과 분석 끝에, 몸의 위치를 어디에 두고 몸짓을 어떻게 하며, 손을 어떻게 놓느냐에 따라 아기에게 젖을 먹이는 일이 쉬워질 수 있다는 것을 이해하게 되었다.

그녀는 내게 언젠가 피티비에 병원에서 만든 영화를 본 것에 대해 말하였다. 그 영화 속에는 한 젊은 어머니가 분만 직후 아직 몽환상태에서 아기를 두 팔로 안고는, 모유먹이기 운동가들이 여러 해에 걸친 세심한 연구 끝에 알게 된 그 모든 세세한 동작들을 불과 몇초 안에 발견하는 모습이 묘사되어 있었다. 세상에 태어난 직후 이 최초의 시간은 또한 대부분의 아기들이 '뿌리내리기' 동작을 반사적으로 표시하고, 특별한 능력으로 엄마의 젖가슴을 찾는 시간이다. 출생 후 두시간 내에 아기가 이러한 것을 할 수 있다면 그것은 편하고 행복한 모유먹이기를 거의 보증하는 셈이다.

우리는 지금 애착을 느끼는 과정에 어떠한 내분비물질이 관여하는지 막 이해하려는 출발점에 있다. 단순한 관찰을 통해서 우리는 출생 후 첫 시간 동안에 어머니와 아기는 분만과정 동안 분비해야 했던 호르몬들을 미처 제거하지 못했음을 짐작할 수 있다. 이러한 호르몬들이 — 특히 내생적 아편이라고 하는 엔도르핀이 — 아기가 서로 애착을 느끼게 되는 과정에 한몫을 하는 것으로 보인다. 우리는 아편이 갖고 있는 성질들이 습관과 의존성을 만들어내고, 상대방에게 애정을 느끼고 보살피는 행동을 유발한다는 것을 알고 있다. 두 사람이 긴밀히 밀착되어 있는 상황에서 엔도르핀의 영향을 받고 있다면 그것은 어떤 습관, 애착의 시작을 알린다.

인류학자나 역사학자들을 통해서 우리가 듣는 대부분의 문화는 자기 나름의 논리를 가지고 출생과정을 통제하고, 어머니와 아기 사이의 최초의 접촉을 어지럽힌다. 가장 흔한 논리는 초유가 아기에게 나쁘다는 것이다.

현대 기술사회는 출생 순간에 관련된 모든 생리학적 과정을 깊이 교란시키는 그 나름의 방법들을 가지고 있다. 주된 것은 의료기구를 통한 과잉 통제이다. 우리의 사회는 전체적으로 분만 중의 여성에게 프라이버시가 필요하다는 것을 이해하지 못한다.

우리가 알고 있는 대부분의 문화가 새로 태어난 아기에게 어째서 좌절을 강요하는지 — 심지어 할례(割禮)와 같은 폭력을 가하는지 — 그것은 당연히 궁금한 일이 아닐 수 없다. 아마도 집단 간의 권력투쟁 속에서, 자신들의 공격 잠재력을 계발하는 가장 좋은 방법을 알고 있었던 사람들이 승자가 되었는지 모른다. 이러한 공격적 태도는 인간이 세계를 지배하고 모든 동물과 식물종 위에 군림해야 한다는 것이 시대의 구호가 되어있을 때 의미를 갖는다.

그러나 '생태적 인간'의 탄생이 무엇보다 우선적이어야 하는 시대에 즈음하여 우리는 우리가 포유류 동물이며, 모든 포유류는 자신의 새끼를 낳고, 그것을 반겨 맞이하기 위해서 어딘가로 몸을 숨기고, 혼자 있고 싶어한다는 사실을 재발견하지 않으면 안된다.

서구사회는 어머니와 아기 사이의 유대를 약화시키기 위한 많은 구체적인 방법을 가지고 있다. 우리는 유모차를 발명하였다.

우리가 아는 다른 모든 문화에서는 아기는 어머니의 몸에 붙어 지낸다. 밤 동안에 아기는 아기 침대가 아니라 어머니와 함께 잔다.

나 자신의 관찰을 통해서 나는 젖떼는 시기[離乳期]는 살아있는 생물들의 관계 — 물건들과의 관계와는 정반대로 — 의 장래에 영향을 끼치는 중요한 시기임을 이해하게 되었다. D.W. 위니코트는 '과도기의 애착 대상'에 관해 말하고 있다. 어린아이가 강하게 애착을 느끼게 되는 물건 말이다. 그것은 한조각의 담요일 수도 있고, 장난감 곰일 수도 있다. 이런 물건이 손상되거나 더러워지더라도 아무것도 그걸 대체할 수는 없다. 몇몇 연구는 이런 현상이 얼마나 흔한 것인가를 보여주었다. 위니코트는 '과도기의 애착 대상'은 인간발달에 있어서 정상적인 단계라고 주장하였다. 몇몇 관찰자들은 그러한 대상에 대한 애착은 흔히 사람들과의 좋은 관계와 결부된다는 것을 확인하였다. 다른 한편으로, 프로방스와 립턴의 연구에 의하면, 생의 첫해를 '박탈적 기구'에서, 사랑이나 자극 없이 보낸 아이들에게는 아무런 '과도기의 애착 대상'도 없는 것으로 보인다.

나는 일년 이상 모유를 먹은 100명의 아이들에 관해서 조사를 해본 적이 있다. 그 아이들 중 누구도 '과도기의 애착 대상'을 가진 아이는 없었다. 이런 현상은 특수한 상황, 즉 일반적으로 생후 열두달이 되기 전에 젖을 떼는 우리사회에서는 보기 드문 특수한 상황에 기인하는 건강한 반응이라고 나는 해석한다. 아기에 대해 논하는 대부분의 전문가들이 잊고 있는 것은 그들이 알고 있는 아기들은 전부 병원에서 출생하였고, 어머니와 함께 잠을 자지 않으며, 돌 되기 전에 젖을 뗀다는 사실이다.

현대과학은 두뇌의 원시적 부분, 즉 정서적-본능적 두뇌는 개인의 삶에 있어서 이른 시기에 성숙에 달한다는 것을 알고 있다. 이것은 실제로, 갓난아기 동안의 라이프스타일 전체가 중요하다고 말할 수 있는 한가지 이유이다. 동식물과 아무런 접촉을 가지지 않는 아이의 미래는 어떠할까? 물과의 관계란 오직 화장실이라는 공리주의적 맥락 속에서만 발달된 아이의 미래는 어떨까?

갓난아기 시절 이후에는 아이가 생명에 대하여 긍정적인 태도를 갖도록 기르는 것은 교육의 책임이다. 초등학교에 다닐 나이의 아이들은 도덕적 가치에 민감하다. 아이들은 다음 세기에 이 지구상에서 살아갈 사람들에 대하여, 그리고 나무와 동물들에 대하여 관심을 갖지 않는 것은 나쁜 일이라고 느낄 수 있다. 중학교에 다닐 나이에 사춘기 소년 소녀들은 다양한 시간 규모에 대한 감각을 발전시킬 수 있다. 그들은 기술 '문명'의 장기적인 결과를 예견하고 인식할 수 있다.

그러나 그러한 능력을 발전시킨다는 것은 굉장히 어려운데, 그것은 미래에 대한 통찰이라는 점에 있어서 우리는 유전자적으로 수렵-채취인만큼 근시안적이기 때문이다. 그러나 수렵-채취인들의 행동은 지구의 역사 전체에 있어서 극히 단기적인 영향만을 끼쳤을 뿐이다. 실제로, 수렵-채취인은 자연과정에 대하여 암묵적인 신뢰를 가지고 있었던 듯하다. 피그미족은 "나무를 베지 말아라"고 말한다. 피그미족의 아기들은 대개 5년 동안이나 젖을 빤다. 그 기간 동안 밤에 잠잘 때 아기들의 유일한 담요는 그들의 어머니이다.

'생태적 인간'의 출현은 이 천년의 마지막 시기에 우리가 생각할 수 있는 가장 중요한 문제임에도 불구하고, 이것은 그리 흔한 화제가 아니다. 우리의 질문에 쓸모있는 도움을 주는 드문 목소리들은 생태적 인식의 시대 이전에 이미 들려왔다. 장 자크 루소는 의심할 바 없이 위대한 선구자이다. 다윈보다 한세기 전에 그는 인간을 동물왕국의 일원으로 보았고, 살아있는 생물들의 상호의존성을 인식하였다. 그의 동시대인이었던 볼테르는 루소의 책을 이해하지 못했다. 루소의 〈불평등에 관한 담론〉에 대하여 볼테르는 "당신의 책을 읽을 때에는 우리가 네발 달린 짐승이었다면 좋겠다는 생각이 듭니다"라고 아이러니컬한 태도로 말하였다. 루소는 생명에 대한 우리의 태도가 얼마나 깊은 뿌리를 가진 것인가를 알고 있었다. 그는 인간은 근본적으로 선하게 태어났고 적절한 교육이 이루어진다면 개인의 자연적 선성(善性)은 지켜질 수 있다고 주장하였다. 그는 모유먹이기의 중요성에 관해 글을 썼다. 《참회록》에서 그는 자신이 조그만 소년시절에 동물들에 대하여 잔인하게 대해본 적이 없었다는 사실을 지적하는 것이 중요하다고 생각하였다. 교육에 관한 책인 《에밀》에서, 루소는 아이들은 마땅히 시골에서 자라야 한다고 권고하었다.

이번 세기의 초에, 마리아 몬테소리는 에콜로지라는 말이 널리 알려지기도 전에 어떻게 하면 에콜로지를 가르칠 것인가를 알고 있었다. 그녀는 "모든 종류의 생명은 상호 관계 속에서 하나의 전체를 이룬다"고 썼다. 그녀는 어머니와 아기 사이의 최초의 접촉에 커다란 중요성을 부여하였다.

빌헬름 라이히는 새로운 각도에서 인간성을 연구하였다. 그는 우리가 지금 '사막화 과정'이라고 하는 것을 들여다보았다. 자연을 사막으로 만드는 것은 우리들 내부에 있는 정서적 사막인 것이다. 생애의 마지막 무렵 라이히의 관심사는 "20세기의 엄청난 잡동사니를 말끔히 치우지 않으면 안될" 미래의 아이들이었다.

'정서적 질병', 다시 말하여 생명에 대한 오늘날의 부정적 태도의 기원을 분석하는 데 있어서, 그는 늘 갓 태어난 아기에게로 돌아갔다. 그는 우리가 "모든 새로 태어나는 아이의 내부에 있는 자연을 죽여버리는" 일을 멈출 때를 꿈꾸었다. "갓 태어난 아기의 행복이 어떤 다른 고려사항보다 앞서는 날 참다운 문명이 시작될 것이다"라고 라이히는 말하였다.(출전 : Resurgence 1989년 1-2월호《녹색평론》1998년 9-10월호(통권 제42호))

인류 존속의 열쇠를 쥔 아이들

현대는 컴퓨터가 눈부시게 발달하였기 때문에 지금까지는 이해되지 않았던 사실, 즉 자궁 내에 있을 때나 탄생 전후, 혹은 신생아 기간 동안에 경험하는 환경이나 사건이 그 후의 생명과정에 어떤 영향을 미칠 가능성이 있는가라는 것에 대해서, 출생기록 등 데이터에 근거하여 과학적 조사가 다양한 분야에서 이루어지게 되었습니다. 다시 말해서, 어떤 방식으로 태어나면 그 후 어떠한 인생을 걷기 쉽게 되는가라는, 관계성이 구체적으로 이해되기에 이른 것입니다. 현재까지 의학전문지에 게재된 것 가운데에서 조금 얘기를 하면서 예를 들어보겠습니다.

자살, 상해, 마약 … 공통된 '탄생 시의 요인'이란

예를 들면, 자살이 있습니다. 자살하는 사람의 수는 근년에 급증하고 있는데, 물론 왜 자살이 증가하고 있는지, 그 이유는 근본적으로는 설명할 수 없습니다. 그러나 자살자의 급증 현상은 큰 사회문제입니다. 프랑스의 경우 15세에서 24세까지 연대를 대상으로 조사해본 결과를 보면, 자살은 교통사고에 이어 제2의 사망원인이 되어있습니다.

1995년 뉴욕의 정신과 의사팀이 전문지에 발표한 데이터는, 이 자살과 탄생의 관계에 대한 조사였는데, 이 논문이 게재된 지면은 세계에서 가장 우수한 것으로 알려진, 즉 가장 신빙성이 높다고 인정받고 있는 의학지 《랜싯》이었습니다.

연구팀은 사춘기가 되어 자살한 사람들의 경력을 조사해보았습니다. 그리고 "자살자들에게 가장 공통된 요인이 무엇인가"라는 것을 추구한 바, 가장 크게 영향을 미치고 있는 것으로 '탄생 시의 소생술'이 부상하였습니다.

소생술이라는 것은 가사(假死)상태, 즉 탄생 시에 사망상태였던 아기를 되살려놓는 것을 말합니다. 이러한 소생술을 받은 아기는, 가사상태가 아니었던 다른 아기들에 비해서 사춘기에 이르러 자살할 가능성이 높아진다 — 데이터를 수집한 바, 그러한 연구결과가 나타난 것입니다.

물론, 탄생처치술을 받은 아기 모두가 반드시 자살하게 되는 것은 아닙니다. 이 연구결과는 어디까지나 통계입니다. '위험인자'라는 통계학적 고려사항일 뿐이며, 특정한 사람에 관한 특정의 예에 대해서 거론한 것은 아니며, 하물며 개인에게는 결코 해당되지 않는다는 것은 이해해둘 필요가 있습니다.

이 자살의 위험인자라는 것에 대하여, 더욱 상세히 조사한 스웨덴의 과학자가 있습니다. 이 연구자는, 태어날 때의 상황이 자살의 수단을 선택할 때에 영향을 미칠 수 있다는 보고를 하고 있습니다. 무슨 말이냐 하면, 기계적인 개입을 통해서 탄생한 사람은 기계적 수단을 가지고 자살할 경향이 높다는 것입니다. 구체적으로 말하면, 겸자(鉗子)분만이라고, 탄생 도중에 집게 같은 기구를 끼워 아기를 끌어내는 것인데, 이 겸자분만으로 태어난 아이들은 자살할 때도 기계적인 자살을 할 경향이 있고, 마찬가지로 탄생 시에 무호흡이었던 사람은 나중에 질식사를 선택할 경향이 있다는 것입니다.

이 스웨덴의 연구자는 자기파괴 행위의 또다른 형태인 마약중독과 탄생 시의 관련성에 대해서도 조사하고 있습니다. 대규모 집단을 비교하는 수법으로 행해진 조사결과는《브리티시 메디컬 저널》이라는, 또하나의 유명한 의학전문지에 발표되었습니다.

이 보고에 의하면, 출산 시 산모가 합성호르몬계의 분만 마취약과 아산화질소가스 마취제를 흡입하면, 그 어머니에게서 태어난 아이들은 그 후 마약중독자가 될 가능성이 통계적으로 높다는 것입니다.

또 타인에 대한 파괴적인 행동으로서, 폭력에 대해서도 같은 연구가 행해지고 있습니다. 가장 신뢰할 수 있는 것으로 생각되는 연구는 범죄심리학 분야에서 행해진 것으로, 로스앤젤레스의 심리학자 에이드리언 레인 선생의 것입니다. 그가 행한 연구는 18세까지 상해(傷害)사건으로 검거된 범죄자의 경력을 조사한 것입니다.

그에 의하면, 18세까지 상해사건을 일으키는 경우는 '어머니로부터의 거절 = 모자 이별'과 '탄생 시의 합병증'이라는 두가지 요인을 동시에 체험한 그룹에서 높은 비율을 드러낸다는 것입니다. 여기서 중요한 것은 어머니와 아기가 떨어지게 되는 '모자 이별'

만의 그룹이나 '탄생 시의 합병증'만의 그룹은, 대조군으로 설정된, 이른바 정상적인 그룹과 차이가 나지 않는다는 점입니다.

상해나 자살과 같은 파괴활동뿐만 아니라, 질병에 관련해서도 마찬가지로 장기적인 관련성을 보여주는 조사가 행해져왔습니다. 질병은 행위라고 할 수는 없을지 모르지만, 거기에도 자기파괴의 한 요인이 드러난다는 관점이 있을 수 있습니다.

최근에 비상히 증가하고 있는 질병의 하나로 크론병이라는, 장(腸)이 염증을 일으키는 병이 있습니다. 크론병의 원인은 현재로서도 불확실하지만, 스웨덴의 에그봄이라는 의사는 이러한 크론병 환자들의 경력을 조사하고 있습니다. 탄생 시에 분만합병증이 있는 것, 산모가 마진(痲疹) 등의 병에 감염된 것이 이 병에 걸리는 환자들의 공통 경력이라는 게 알려지고 있습니다.

이러한 예는 현재로서는 조금씩 보고되고 있지만, 어떤 보고를 보더라도, 개인의 건강에서 사회 전체의 건전함에 이르기까지, 태아기나 탄생을 포함한 조기(早期)의 환경이나 경험이 얼마나 중요한 것인가 하는 것을 이해할 수 있습니다. 또 탄생이나 태아의 생리에 대해서 무지한 탓으로 부지중에 불필요한 영향을 주고 만다는 것을 생각하면, 어떻게 하면 출산 시의 인위적 개입을 최소한으로 할 것인가, 불필요한 개입을 어떻게 배제할 것인가, 하는 것이 요점으로서 도출될 것입니다. 또 임신이나 출산, 아이에 대해서 더욱 인식을 깊이 해야 할 필요가 있습니다.

순산을 돕는 환경적인 요소

나는 프랑스의 피티비에시(市) 공립병원에서 산과 과장으로 근무하였고, 현재는 런던에서 자택분만을 하고 있습니다. 나의 의사 경력에 관해 말하면, 실은 1950년대에 일반외과의로서 연수를 받았습니다. 물론 거기서 제왕절개의 지식이나 기술을 배웠던 것이지요. 당시는 신식 제왕절개술이 의료기술로서 도입되기 시작하던 때였는데, 그 무렵의 제왕절개는 기본적으로 일반외과의 구명구급처치였다는 사실을 강조해둘 필요가 있다고 생각합니다.

외과와 산과의 책임의사를 겸임하고 있던 나는 산과의 현장에서도 특별한 경우 이외에, 즉 구명처치가 절대적으로 필요한 경우를 제외하고는 의료개입은 적극적으로 피하였습니다. 외과에 있었기 때문에, 적극적인 치료가 반드시 빠른 치료로 이어지지는 않는다는 것을 경험적으로 느끼고 있었던 탓입니다. 나는 교과서가 아니라, 관찰을 통해서 배우는 자세를 견지하였습니다.

행운이었던 것은, 의사는 나 혼자였지만, 경험이 풍부한 숙련된 조산부에게서 많은 것을 배울 수 있었다는 점입니다. 또 현장에서 출산의 시작에서 종료에 이르기까지, 출산의 경과를 방해하지 않으려고 주의하면서 관찰을 해보면, 출산이라는 것은 '항시 의료의 관리하에 두어야 할 신체적 문제거리'가 아니라, '중요한 성적(性的)인 사건'이라는 데 확신을 갖게 되었습니다. 게다가 성행위와 마찬가지로 출산은 극히 사적(私的)인 것이라는 것을 이해할 수 있게 되었습니다. 여기서 '산모의 프라이버시'라는 개념이 필요하게 됩니다.

여기서 말하는 '프라이버시'라는 것은 일상적으로 우리가 말하는 '공적인 것이 아닌 개인의 사적 생활'이라는 의미가 아니라, '누군가에게 보여지고 있다는 느낌이 없는 상태, 타인의 눈을 의식하지 않아도 좋은 상태'를 말합니다.

이와 같은 프라이버시가 완벽하게 지켜지면, 산모는 기억이나 지식을 관장하는 대뇌피질이 아니라, 좀더 하위(下位)에 있는 원시적인 뇌, 즉 '본능'을 관장하는 부위가 현재화(顯在化)됩니다. 그럼으로써, 그 사람 나름의 고유의 생리가 훌륭하게 작동하게 되는 것입니다.

이러한 사실에 주목한 나는, 그러면 순산(順産)을 성립시키는 환경적인 요소는 무엇인가라는 새로운 모색을 시작하였습니다. 당시의 산과의료는 출산을 어떻게 관리할 것인가, 하는 사고방식이 지배적이었습니다.

출산에 있어서는, 아무래도 성적인 본능이 우위를 차지할 수밖에 없다는 것이 자명한 이치라고 할 수 있습니다. 제왕절개 등 의료개입이 불가피한 경우에도, 의료는 인간이 가진 '본능'의 힘을 최대한 강하게 하려는 노력을 생각해야 합니다.

현재 내가 활동하고 있는 곳은 런던이지만, 지금은 희망에 따라 가정출산도 돕고 있습니다. 가정이라는 환경에서 이루어지는 출산은 병원이라는 많은 사람이 출입하는 환경과는 달리, 앞서 설명한 '프라이버시', 즉 출산을 위한 신체적·정신적 환경이 가장 잘 마련되는 장소라고 나는 굳게 믿고 있습니다. 가정출산의 이점(利點)이나 가능성에 대해서는 〈산업사회에 있어서의 계획 가정분만〉이라는 제목의 보고서에 종합·정리되어, 1991년에 세계보건기구(WHO)에 보고되었습니다.

또 가정출산에 임해본 경험으로 하는 말이지만, 특히 출산을 돕는 일을 전문으로 하는 사람들이 출산에 관해 정말 제대로 이해하고 싶다고 한다면, 적어도 한번은 가정출산을 경험해볼 필요가 있다는 게 지금 내 생각입니다.

본능이 최대한 발휘되는 출산이란

그 전에, 출산이라는 것은 생리학적 현상이라는 것을 다시 한번 확인해두고 싶습니다. 즉 출산 혹은 탄생의 생리를 잘 이해한다면, 거꾸로 출산 중의 생리학적인 흐름을 방해하는 불필요한 개입이 얼마나 위험한 것인가를 잘 이해할 수 있을 것입니다.

우선, 출산 중 인간의 체내에서는 어떠한 현상이 일어나는가에 대해서, 아이는 어떤 경과를 거쳐서 탄생하는가, 산과학적이 아니라 오히려 생리학적인 호르몬의 작용이라는 측면에서 설명해보고 싶습니다.

우선 하나의 진실로서 말할 수 있는 것은, 분비된 호르몬의 명칭이야 어떻든, "출산 시 산모의 신체에서는 여러가지 호르몬이 나온다"는 점입니다. 그리고 핵심적인 것은, 이러한 호르몬이 어디에서 분비되는가 하는 점입니다. 말을 바꾸면, 출산 시 산모의 신체는 어떤 기관(器官)과 어떤 장기를 가장 활발히 움직이게 하는가라는 것입니다. 여러분은 어디가 가장 활발히 움직인다고 생각하십니까?

실은 산모의 신체에서 가장 활발하게 움직이는 기관은 '뇌'입니다. 여기에 대해 정확하게 대답할 수 있게 된 것은 그리 오래되지 않습니다.

근년에 뇌의 복잡한 움직임이 조금씩 해명되어오고 있지만, 뇌란 과연 무엇인가 하면, 그것은 신경기관(器官)이자 호르몬을 분비하는 내분비기관이기도 한 것으로 현재는 생각되고 있습니다. 즉 뇌는 독립해서 존재하는 게 아니라, 하나의 네트워크 가운데 존재하는 기관입니다. 다만 여기서 문제는, 출산 시에 작동하는 것은 뇌 전체가 아니라는 점입니다. 뇌에서도 매우 깊은 곳에 자리잡고 있는, 모든 포유류에 공통한 최심부(最深部)의 원시적인 부분이 움직입니다. 그것은 '하수체'라고 일컬어지는 부분입니다.

그런데 하수체가 그 역할을 최대한으로 해내면 문제는 거의 없을지 모르지만, 유감스럽게도 인간의 경우에는 출산을 억제하는 움직임, 이른바 억압이 일어납니다. 출산뿐만 아니라 인간의 성행동에는 반드시 이 억압이라는 현상이 일어납니다. 어째서 억압이 일어나는가에 대해서도 알 필요가 있습니다.

뇌를 발달시켜온 인간에게는 지성을 관장하는 대뇌피질이라는 특별한 부분이 있습니다만, 출산이나 성행동 시에 생기는 '억압'은 모두 이 대뇌피질로부터 발생하는 것입니다.

이른바 자연출산을 실천하고 있는 조산부나, 약을 쓰지 않고 출산을 한 적이 있는 여성들에게는 잘 알려져 있는 것이라고 생각되지만, 이러한 생리적으로 순조로운 출산 과정에서는 아기를 낳는 사람의 의식이 도중에 어딘가 공중으로 날으는 듯, 우주공간을 유영(遊泳)하는 듯한 순간이 있지 않습니까. 이 순간, 산모는 주변 상황에 무감각하게 되고, '내적 여행'의 상태로 되면서, 분명히 의식수준에서 무엇인가 변화가 일어납니다. 이 상태를 생리학적으로 표현하면 '대뇌피질의 활동이 저하한 탓'에 일어난 변성(變性)의식이라고 할 수 있을 것입니다.

바로 이 '대뇌피질의 활동수준의 저하'가 출산 시에는 가장 중요합니다. 대뇌피질의 활동수준의 저하 없이는 생리적인 출산은 없다고 말해도 과언이 아닙니다. 다른 한편, 대뇌피질이 우위를 차지하는 출산의 두려움을 이해한다면, 무엇이 순조로운 출산을 방해하는가, 산모에 대해서 무엇을 해서는 안되는가, 순산이 어째서 난산(難產)으로 되고 마는가, 하는 것이 분명히 보일 것입니다. 대뇌피질을 고양시키는 자극은 출산에 있어서는 마이너스 요소인 것입니다.

출산 과정을 방해하는 가장 일반적인 것으로, 우선 '말'이 있습니다. 우리는 말을 사용하여 의사소통을 하지만, 그 경우 말은 이성적인 것입니다. 논리적·이성적인 말은 어디서 이해되는가 하면, 대뇌피질에서 처리됩니다. 따라서 이성적인 말은 대뇌피질을 자극하는 제일 큰 요소입니다.

출산 중의 산모에게 말을 걸 때에는 충분히 주의를 하지 않으면 안됩니다. 산모에게 생각을 하게 만드는 엄밀한 질문은 절대적으로 피하지 않으면 안됩니다. 예를 들어 지금 여기가 산원(產院)이고, 출산 중의 사람이 있다고 가정해봅시다. 기분 좋은 상태로 의식은 어딘가로 비상(飛翔)하고 있다 — 사람에 따라서는 큰 소리를 지르거나 무엇인가를 붙들고 있을지도 모릅니다. 이러한 출산에 대해서 숙련된 조산부가 본다면, "좋아, 순산이야" 하고 안심할 것입니다. 그러나 병원 같은 곳에서는 절묘한 타이밍으로 누군가가 방 안으로 들어오면서 "××씨, 전화번호 몇번입니까"와 같은 질문을 하는 경우가 있습니다. 그러면 그 질문 때문에 대뇌피질이 자극을 받고, 심한 경우에는 출산 과정이 아예 중지되어버리는 수도 있습니다.

다음으로 '밝은 빛'도 피해야 할 자극의 하나입니다. 뇌파계를 사용해서 연구하는 분야에서 간단히 증명할 수 있지만, 피험자에게 눈을 뜬 상태에서 밝은 빛을 쐬면, 뇌가 어떻게 자극받는지 알 수 있습니다.

물론 현실적으로 생각하면, 한마디로 빛이라 하더라도 밝은 빛과 어두운 빛이 있습니다. 그 차이가 무엇인가 하는 점도 앞으로는 확실히 고려해야 할 것입니다. 의학서에는 그러한 것은 결코 적혀있지 않습니다. 또 관리하기 쉽다는 이유 때문에, 분만실은 눈부실 정도의 조명이 설치되어 있는데, 출산의 생리가 더욱 잘 이해된다면 이것도 변하게 될 것입니다.

또하나 대뇌피질을 자극하는 요인이 있습니다. 그것은 "누군가에 의해서 보여지고 있다"는 감각입니다. "보여지고 있다"는 감각에 대해서는 과학적인 조사도 행해지고 있는데, 프랑스의 의사가 연구하고 있습니다. 목적은 "보여지고 있다"는 의식으로 인한 생리학적 반응이 어떠한 것인가를 알려는 것이지만, 이것도 들어보면 상식적인 것입니다.

누군가에게 내 모습이 보여지고 있다고 할 때, 까닭 없이 기분이 안정되지 않는다는 것은 대부분의 사람이 느끼는 기분의 변화입니다. 예를 들면, 내가 '당신'이라고 하는 특정한 누군가를 빤히 보고 있습니다. 그러면 내가 빤히 보고 있는 것 때문에, 거기에 다른 사람들이 있다면 그 사람들의 의식도 당연히 모두 '당신'에게 집중됩니다. 그렇게 되면 '당신'은 거북해지거나, 기분이 나빠지거나, 안정되지 못한 기분이 되고 맙니다. 등줄기를 펴야 할 만큼, 기분이 좋지 않은 상태를 바로잡지 않으면 안되겠지요. 바로 이

상태에 대뇌피질이 자극을 받습니다. 이 상태를 출산에 적용시켜 보면, 앞서 말한 프라이버시라는 영어가 매우 중요하게 됩니다. 여기서 말하는 '프라이버시'는 '누구에게도 보여지고 있지 않다고 느끼는' 의미이지만, 이 단어는 영어 이외의 다른 언어로는 번역할 수 없을 만큼 복잡한 뉘앙스가 있습니다.

포유류에는 많은 종류가 있지만, 모든 포유류에 "출산 중의 자신을 드러내놓고 싶지 않다"는 욕구와 동시에, 그렇게 하지 않으면 안되는 필요성이 있다고 나는 생각합니다. 이것은 모든 동물이 출산 시에 동료들로부터 떨어져서, 드러나지 않으려고 애쓰는 것을 보면 이해됩니다.

예를 들어, 쥐와 같은 야행성동물은 낮에 출산합니다. 또 말은 밤에 출산하고, 인간의 친척인 침팬지는 출산 시 일부러 위험을 무릅쓰고 무리로부터 떨어져 출산합니다. 이러한 예는 일일이 다 들 수가 없을 정도입니다.

마지막으로, 대뇌를 자극하는 물질에 대해서 얘기하고자 합니다. 어떠한 상황이건 아드레날린계 호르몬이 분비되고 있을 때는 대뇌피질이 자극되고 있습니다. 상황적으로는 불안을 느낄 때, 임박한 위험을 느낄 때, 경계하고 있을 때, 춥다고 느낄 때 등, 긴장된 상황에 있을 때 아드레날린이 분비됩니다.

출산과 아드레날린에 관해서 볼 경우, 이 아드레날린 분비가 극히 낮은 수준에 있는 것이 출산이 시작되는 전제조건이 됩니다.

그러면 아드레날린 분비를 극력 억제하기 위해서 무엇이 필요한가 하면, 그것은 '안심감'입니다. 이 안심감도 출산하려고 하는 산모에게 매우 중요한 것의 하나입니다.

출산을 맞이할 때 '안심감'을 얻기 위해서, 오랜 옛날부터 여성은 인종에 관계없이 이른바 '고향집으로 돌아가 아기 낳기'를 해왔습니다. 산모는 친정어머니의 보살핌 속에서 안심감에 싸여 아기를 낳아왔습니다. 설령 어머니가 아니더라도, 어머니를 대신할 만한 할머니나 백모, 혹은 이웃사람으로서 출산경험이 있는 여성이 함께함으로써 안심감을 느낄 수 있게 됩니다.

실은 이와 같은 관습, 이러한 어머니와 같은 안심감을 주는 사람이 산파이며, 여기에 조산부의 기원이 있었던 셈입니다. 즉 지금의 조산부는 어머니의 대리자라고 할 수 있겠지요. 산모는 어머니 곁에서 안심할 수 있습니다. 어머니는 안심감을 주는 전형적 존재인 것입니다.

최근에 조산부가 한명도 없이 사라져버린 나라도 있지만, 조산부의 중요성을 다시 느끼고 있는 사람들에 의해서 현재, 조산부의 수나 역할을 부활하려고 하는 운동이 전개되고 있습니다.

지금까지 출산생리학의 입장에서 산모에게 무엇이 필요한가를 설명했지만, 실행하는 데 있어서 곤란한 것은 아무것도 없습니다. 말을 거는 게 얼마나 위험한 것인가, 특히 논리적인 질문으로 난산이 될 가능성이 높다는 것은 충분히 이해될 수 있을 것입니다.

그리고 빛의 폐해에 대해서도 말씀드렸습니다. 출산 중에 남들에게 보이지 않고 있다고 느끼는 '프라이비시'의 중요함에 대해서도 얘기했습니다. 프라이버시를 지키고, 누군가의 눈에 노출되어 있지 않다고 느끼는 환경을 만들기 위해서는, 예를 들어 조산부의 위치도 산모의 앞인가 뒤인가 하는 것이 중요한 요소가 됩니다. 조산부가 방 한쪽 구석에 앉아서 뜨개질을 하고 있다, 그런 때, 산모는 자기가 보여지고 있다는 느낌이 없습니다. 실은 사람의 눈만이 아니라, 출산 장면을 비디오나 카메라로 촬영하려는 것도 프라이버시 침해로 이어지는 위험한 일입니다.

출산의 진행상황을 계속적으로 기록하는 분만감시장치라는 의료기구가 있습니다. 현재는 이러한 장치를 출산 시초부터 곧바로 사용하면, 이익보다는 손해가 많다는 보고가 여기저기 조사결과에서 나오고 있습니다.

분만감시장치를 작동시키면, 산모는 당연히 "끊임없이 신체를 감시당하고 있다"는 기분을 갖습니다. 그러면 대뇌피질이 자극되고, 난산이 됩니다. 모자(母子)를 구하기 위한 의료기구가 모자를 위험에 빠트리는 일이 발생하는 것입니다.

이 호르몬이 모자의 관계를 결정한다

그런데 출산 시 어머니와 아기에게서 실제로 어떠한 호르몬이 분비되는 것일까요. 앞서 이러한 호르몬이 어디에서 분비되는가에 대해서 말씀드렸지만, 이번에는 분비된 호르몬 자체에 대해서 말씀드리겠습니다.

출산이 시작될 때, 아드레날린 분비는 낮은 상태에 있고, 산모는 긴장이 풀어진 느슨한 상태입니다. 아드레날린 수준이 낮아서, 별로 에너지도 느끼지 못합니다.

본격적으로 진통(陣痛)이 일어나고, 출산이 임박해짐에 따라, 출산에 필요한 갖가지 호르몬의 수준이 높아집니다.

산모가 진통을 통과하는 데 좋은 자세는 개인에 따라 천차만별입니다. 하지만 산모가 스스로 취하는 자세 가운데는 전형적인 유형이 몇가지 발견됩니다. 사지(四肢)를 땅바닥에 대고 고개를 아래로 향한 채, 양쪽 팔에 머리를 껴안은 자세가 그 하나입니다. 이 자세가 좋은 것은 산모 자신에게는 아무것도 보이지 않는다는 점이겠지요. 머리가 아래로 향해있기 때문에 주변의 사물을 아무것도 보지 않게 됩니다. 이러한 자세는 말하자면 시각정보를 차단하게 되는 탓에, 대뇌피질적인 의식도 마찬가지로 외계로부터 차단되게 됩니다. 그렇게 해서 대뇌피질의 활동도 저하하는 게 아닌가 하고 생각됩니다.

실은 이 자세는 기도 자세와 같습니다. 기도의 중요한 목적도 인간적인 사고나 의식활동을 저하시켜, 또다른 신비적인 차원으로 의식을 도달시키려는 것입니다. 현실적인 시공감각을 넘어가는 데에는 대뇌피질의 활동 저하가 불가결합니다. 기도할 때 거의 모든 사람은 사고를 멈추고, 의식은 이지적인 상태에 있지 않습니다.

출산 과정이 상상 이상으로 길어지는 등, 난산이 될 가능성이 높을 때, 생리학적인 견지에서 판단하면, "어떻게 아드레날린 수준을 낮출 것인가"라는 것이 중요해집니다. 체온 정도의 미지근한 물 속에 온몸을 담그는 방법도, 아드레날린을 낮추는 데는 유효합니다. 아드레날린 분비를 촉진하고 있는 요인은 경우에 따라 다르겠지만, 예를 들면, 단순히 방 안이 춥다는 것일지도 모릅니다. 방 안을 따뜻하게 하는 단순한 방법도 아드레날린 억제의 한 방법일 수 있습니다.

출산이 진행되어 곧 아기가 태어나려고 하는 단계가 되면, 앞서 말한 갖가지 호르몬이 한결 많이 분비됩니다. 그리고 좀더 나아가 아기가 막 태어나려는 시점에서는, 그때까지 최저치에 머물러 있던 아드레날린이 이번에는 다량으로 분비되는 '아드레날린 러시' 현상이 일어납니다. 이때 산모의 에너지는 엄청나게 되어, 벌떡 일어나거나 큰 물건이나 사람을 붙들게 됩니다.

이렇게 해서 에너지가 충만한 어머니에게서 아기가 태어나는데, 아기가 태어난 후에도 출산의 호르몬이 남아있습니다. 특히 아드레날린이 아직 높은 수준으로 남아있는 탓에, 이때 어머니는 몸을 일으킵니다. 또 신경이 팽팽하게 긴장되어, 예민하게 구석구석까지 경계합니다. 그리고 어머니가 처음 아기에게 접촉, 껴안는 '첫번째 접촉'의 순간을 맞습니다.

다른 한편, 아기도 탄생 시에 아드레날린을 분비하면서 태어납니다. 그리하여 막 태어난 아기는 눈을 크게 뜨고, 동공(瞳孔)도 크게 열립니다. 막 태어난 아기를 껴안고, 그 얼굴을 보는 어머니는 크게 뜬 아기의 눈에 끌려들어가, 서로 눈을 맞추게 됩니다. 이 눈맞춤이 '아이 투 아이 콘택트(eye-to-eye contact)'라고 불리는 것입니다. 사람의 경우, 이 '아이 투 아이 콘택트'가 모자관계에 비상하게 중요한 역할을 하는 것으로 생각되고 있습니다.

첫번째 접촉 시 어머니의 체내에는, 이번에는 옥시토신이라는 호르몬 분비가 최고조에 달합니다. 오랫동안 옥시토신은 자궁수축, 즉 진통을 하게 하여 아기를 낳게 하고, 출산 후에는 태반을 나오게 하는 호르몬으로밖에 생각되지 않았습니다. 그런데 출산 이후 분비되는 옥시토신이 출산 이전에 비해서 좀더 많다는 것이 밝혀졌습니다. 그리고 이 옥시토신은 또하나, "애착을 형성시킨다"는 중요한 작용을 한다는 것이 근년에 알려지게 되었습니다.

특히 애정을 표시하는 행동이 일어나는 때와, 옥시토신 분비와는 밀접한 관계가 있습니다. 동물의 뇌에 옥시토신을 주사하면, 그 동물은 갑자기 애정을 표시하는 행동을 하기 시작한다는 실험 결과도 있습니다.

그러나 사랑의 호르몬, 옥시토신의 분비에는 빠져서는 안될 조건이 있습니다. 하나는 방 안 온도가 충분히 높아야 한다는 것, 또 하나는 주위에 타인이 아무도 없어야 한다는 것입니다. 다시 말해서, 아기를 껴안은 어머니가, 아기 이외에 주의를 돌리도록 하지 않는 것, 그리고 피부가 서로 접촉하는 것이 중요한 것입니다.

그리고 이 탄생 직후의 단계에는 옥시토신 이외에, 진통이나 탄생의 스트레스로부터 신체를 지키는 역할을 하는 엔도르핀도 모자 양쪽에 남아있습니다. 엔도르핀은 뇌내마약(腦內痲藥)이라고 할 수 있는 천연 모르핀 물질로서, 모르핀과 같은 특성을 가지고 의존(依存)을 형성하는 작용을 합니다. 엔도르핀이 모자 모두에게 남아있는 한창때에 꼭 밀착해 있으면, 모자 상호간의 의존이 시작되어, 모자 간의 결합형성이 시작되는 것입니다.

그런데 엔도르핀이나 옥시토신에 의한 애착 혹은 의존의 형성은 출산의 경우에만 한정되지 않습니다. 예를 들어, 성행위에 있어서도 알몸으로 접촉하는 파트너 쌍방에게서 옥시토신이나 엔도르핀이 분비됩니다. 그렇게 해서 두사람 사이에 애착과 의존이 형성되는 것입니다.

'사랑의 과학화'와 인류의 미래

어떤 형태로 애정이 발현되더라도, 그 뿌리에는 모자 간에 구축된 애정이 토대가 되어있다는 것은 현재 많은 분야의 과학자들이

합의하고 있는 사실입니다. 탄생 직후의 한시간은, 앞서 말한 것처럼, 모자 간의 애정 형성에, 그리고 그 후의 건강과 행동에 매우 중요한 영향을 미치는 시간이라고 할 수 있는데, 그 순간은 곧 지나가버리며, 유감스럽게도 이 지나간 시간을 되돌릴 방법도 없습니다. 탄생 직후의 시간이 과연 누구의 것인가, 확실히 생각해두어야 할 필요가 있습니다.

문화인류학적 관점에서는, 자연환경과 조화를 이루어 사는 것을 생존전략으로 해온 사회에서는 출산 시나 출산 후, 제3자의 개입이 없다는 것이 알려져 있습니다. 반대로, 환경이나 다른 민족을 정복·지배함으로써 번영을 이루어온 문명사회는 그 공격적인 정도에 따라서 출산에 대한 개입도 심하게 된다는 사실도 밝혀지고 있습니다.

현재, 일찍이 생각도 할 수 없었던 정도로 현대 산업사회의 왜곡이나 파괴 때문에 어머니인 지구가 비명을 지르고 있다는 것을 느낀다면, 새로운 유형의 인류를 지금 우리들이 창조해야 할 필요가 있다고 생각합니다. 이러한 새로운 유형의 인간을 나는 '호모에콜로기쿠스'라고 부르고 있습니다.

이러한 새로운 유형의 인류를 창조해내는 데 필요한 것의 하나는 산과의나 조산부 등, 출산에 관계하는 전문가들이 한층 넓은 시점에서 과학적으로 되는 길이라고 나는 생각합니다. 예를 들어, 출산 시에 남편이 참가하는 게 마치 유행처럼 장려되어왔습니다. 지금 남편의 입회(立會)는 남편의 임무라고 하는 풍조도 있습니다.

그러나 문제는 남편의 입회로 말미암아 출산이 좀더 순조로워지는가 혹은 더욱 어려워지는가, 그것을 논하는 것이 순서입니다.

그리고 원래 오랜 시간에 걸쳐서 형성되어가는 부자(父子)관계를, 생리학적 내지 면역학적으로 떨어질 수 없는 모자(母子)의 관계와 동일시하는 것은 옳지 않겠지요.

또하나는, 탄생이나 모유(母乳)에 대해서 공식석상에서 논의하는 것을 부끄럽게 여기고, 피해야 할 화제로 여기는 현재의 풍조를 고치는 것입니다. 어른의 입장에서 볼 것이 아니라, 태아나 아이의 시점에서 사물을 보는 발상의 전환도 필요한 것이 아닐까요. 정치적 체제를 어지럽힌다는 이유로 처형되었지만, 사랑으로 사람들을 구한 그리스도는 마구간에서 태어났습니다. 지금 우리는, 이번 세기 과학의 역사에서 획기적인 '사랑의 과학화'를 테마로, 인간을 그리고 지구와 미래를 생각해야 할 기로에 서있다고 생각합니다.(출전 : 船井幸雄 編《地球再生 人間再生》(東京 : 同朋舍, 1998)《녹색평론》2003년 1-2월호(통권 제68호))

역자 후기

이 세상에서 사람이 할 수 있는 제일 중요한 일이 무엇일까?

나는 오랫동안 그것은 아이를 올바르게 낳아 잘 키우는 일과 농사를 잘 짓는 일이라고 생각해왔다. 그보다 더 중요한 일이 있을 것 같지 않았다. 말할 것도 없이 이 두가지가 제대로 되지 않으면 인간사회가 바람직한 모습으로 유지될 수 없거나 인간의 삶이 아예 지속될 수 없을 것이기 때문이다.

지금 이 두가지 일이 다 잘되지 못하고 있다는 것은 우리 모두가 어느 정도 느끼고 있는 일이다. 우리가 현대사회의 여러 병폐를 걱정하면서 그 원인을 이곳저곳에서 찾아 말하지만 어쩌면 그 모두의 근원에는 바로 이 두가지 일이 제대로 되고 있지 못한 점이 있는 것일지 모른다. 더욱이 이 두가지는 사실 서로 동떨어진 일도 아니다. 하나를 위해서 다른 하나가 반드시 필요하기 때문이다. 좋은 음식과 환경 없이 아이들을 바르게 키울 수 없고 바르게 자란 사람들 없이 옳은 농사가 가능하지 않을 테니까 말이다.

결국 이 책에서 말하고 있는 것처럼, 올바른 방법으로 아이를 낳아 잘 기르면 자신과 남들을 모두 사랑할 줄 아는 좋은 사람들로 자라날 것이고, 그런 사람들이 헛된 욕망과 이기심과 어리석음으로 세상을 어지럽히지는 않을 것 아닌가.

이 책을 번역하면서 무엇보다도 사람의 짧은 소견과 자만심이 우리 자신에게 얼마나 큰 잘못을 저질러왔는지 새삼 느끼게 되었다. 그것이 최선인 줄 알고 '어리석은' 방법으로 두 아이를 낳아서 키운 사람으로서, 앞으로 부모가 될 많은 사람들이 적어도 무엇이 좋은 방법인지를 바로 알아서 시류나 유행에 속지 않고 올바른 선택을 할 수 있도록 돕고 싶었다. 그리고 그것이, 잘못되어가는 이 세상을 바로잡는 데에 조금이나마 도움이 되리라 믿는다.

2005년 1월

김태언

발문

폭력의 문화를 넘어서

김종철 (녹색평론 발행인)

시내의 한 중학교 영어교사로 일하고 있는 옛 제자가 모처럼 내 사무실에 들러 최근에 겪은 자신의 출산 경험에 대해 얘기를 해주었다. 이 여성은 예전에 대학 재학 시 강의실에서 이따금 내가 생명이나 환경윤리에 관해 이야기하는 것을 늘 주의 깊게 들었다고 했다. 이미 자기 또래의 많은 다른 학생들과 달리 그런 문제에 특별히 민감한 사람이었던 만큼 내 강의를 통해서 그가 새로운 문제의식을 갖게 되었다고는 말할 수 없겠지만, 하여튼 그는 그가 겪은 최근의 경험을 내게 꼭 들려주고 싶은 생각이 나서 찾아왔다는 것이었다.

이야기의 요지는 단순했다. 그의 출산은 이번이 첫번째 경험이었는데, 그 과정에서 제왕절개 수술이 오늘날 한국의 현실에서는 너무도 빈번히, 거의 당연지사로 이루어지고 있고, 그래서 보통 산모들은 긴급상황이 아닌데도 불구하고 제왕절개를 받아들이지 않을 수 없는 압력을 받고 있음을 자신의 체험으로 뼈저리게 느끼게 되었다는 것이다. 지금 한국에서 자연분만이 점점 줄어들고, 산부인과에서는 제왕절개를 통한 분만이 비일비재하다는 것은 나도 소문을 들어 알고 있었고, 이 이야기를 들려준 그 여성도 이미 잘 알고 있었던 일이었다. 그러나 이 여성의 '유난스러움'은 이제 뿌리 깊이 만연해 있는 이러한 분만 관행을 그 자신은 순순히 받아들일 수 없었다는 데 있다. 그래서 그는 자기가 임신기간 내내 정기적인 검진을 위해 다니던 산부인과에서도 제왕절개 수술을 많이 한다는 사실을 알고는 출산 직전에 병원을 바꾸었다고 한다. 이 과정에서도 놀라웠던 것은 수백만의 인구가 살고 있는 대도시에서 자연분만을 적극적으로 시도하고, 출산 후 태어난 아기에게 바로 모유를 먹일 수 있도록 배려하고 있는 것으로 알려진 병원이 거의 없다는 사실이었다.

가까스로 발견한 병원은 시내 변두리의 한 작은 동네병원이었는데, 출산 직전에 의사를 만나서 자초지종을 이야기하고, 마침내 허락을 얻어 출산에 임박해서 그 병원에 입원을 하게 되었다. 그러나 이 예외적인 병원에서도 일은 간단하게 풀려나가지 않았다. 무슨 까닭인지 예정보다 분만이 지연되었고 그러자 인공분만에 대하여 비판적인 태도를 갖고 있는 것으로 소문이 나있는 그 병원 의사도 산모와 그 가족들에게 제왕절개를 강력하게 권하더라는 것이다. 그리하여 친정 어머니와 시어머니를 비롯한 가족들로부터 오는 항거하기 어려운 압력은 말할 것도 없고, 산모 자신이 지금까지의 자신의 신념과 온갖 노력이 수포로 돌아갈지도 모른다는 고통에 시달려야 했다. 그러나 그는 제왕절개 수술에 동의하는 종이에 서명하기를 마지막 순간까지 미루면서, 그동안의 자기교육을 통해서 오늘날 대부분의 산부인과 의사들은 모르거나 관심이 없지만 자기는 알고 있는 몇가지 방법 — 기도와 명상과 요가를 포함한 — 에 끈질기게 매달렸고, 그 결과 조금 늦게 나오긴 했지만 건강한 옥동자를 아무 탈 없이 맞이할 수 있었다는 것이다.

출산 한달이 가까워온다는 이 엄마의 얼굴에서는 엄청난 일을 치러낸 사람만이 가질 수 있는 자부심과 기쁨이 가득했다. 그리고 그는 그가 지난 일년 동안 스스로 찾아서 열심히 학습했던 태교와 출산에 관한 — 의과대학에서 보지 않는 — 다양한 책들을 나더러 참고로 하라면서 두고 갔다.

이 조그만 에피소드를 내가 여기서 들먹이는 것은 어떠한 경우에도 제왕절개 수술을 받아들여서는 안된다는 어리석은 주장을 하기 위해서가 물론 아니다. 내가 주목하고자 하는 것은 출산과 같은 가장 자연적인 생명과정마저 어느새 빈번한 기술적 조작의 대상이 되어버렸을 정도로 오늘날 우리의 삶이 뿌리에서부터 뒤틀려 있다는 사실이다. 인류생활의 시초부터 수없이 많은 세대에 걸쳐 가장 자연스럽게 수행되어온 출산이라는 종족보존행위를 지극히 정상적인 방법으로 되풀이하려고 해도 지금 우리사회에서는 개인으로서는 감내하기 어려운 비상한 노력과 용기가 필요하게 된 것이다. 왜 이렇게 되었을까.

사회 전체가 거의 미쳐버린 것이 아닌가 하는 생각이 들 정도로 도처에서 난맥상을 드러내고 있는 오늘날 한국사회에서 모든 문제는 다른 모든 문제와 복잡하게 얽혀있기 때문에 이 문제 또한 간단하게 설명하기란 쉬운 일이 아닐 것이다. 그러나 오늘날 우리를 괴롭히고 있는 거의 모든 문제의 근원에 돈과 권력이 개입해 있듯이 제왕절개가 쉽사리 권장되는 산부인과의 관행 역시 돈 문제와 관련이 있으리라는 것은 우리가 어렵지 않게 추측할 수 있다. 병원에서의 기술적 개입이 크면 클수록 의료수가는 높아지고, 병원의 소득이 증가되는 것이라고 할 때, 건강보험제도의 보편화로 병원 운영이 옛날과 같지 않다고 생각하는 의사들의 입장에서는 조그마한 빌미가 있다면 산모에게 제왕절개를 통한 출산을 권하고 싶은 유혹을 뿌리치기 어려울지도 모른다. 거기에다 원칙에 대한 고려보다도 모든 것을 쉽게, 힘들지 않게 처리하고자 하는 편의주의가 가세할 때, 병원이나 산모 어느 쪽에서도 특별한 동기가 없는 한 제왕절개는 굳이 거부해야 할 이유가 없는 의료행위가 되는 것인지도 모른다.

그러나 좀더 근본적인 문제가 있다는 점에 주목할 필요가 있다. 중요한 것은 개개인의 윤리의식이 아니라 극소수의 예외를 제외한 대다수 의사들에게서 공통적으로 볼 수 있는 기술주의적 세계관이다. 오늘날 한국의 산부인과에서 제왕절개가 매우 예외적인 기술이 아니라 거의 보편화된 일상적 기술이 되었다는 것이 사실이라면, 그것은 적어도 이 일을 수행하는 의사들에게는 제왕절개라는 기술에 대한 거부감이나 저항감이 없거나, 있더라도 매우 약하다는 것을 뜻한다. 아마도 그들은 자연분만과 제왕절개를 통한 분만은 그 둘 사이에 거의 아무런 본질적인 차이가 없는 것이라고 생각하고 있음이 틀림없다. 그렇지 않다면, 양심적인 의사들로서 그들이 지금처럼 빈번한 제왕절개를 용인하고 있지는 않을 것이 아닌가.

따져보면, 생명이나 건강에 기술적으로 개입하는 문제에 대하여 의료전문가들이 갖고 있는 태도는 오늘의 한국에서 대부분의 일반 대중이 갖고 있는 태도와 크게 다르지 않은 것인지도 모른다. 발전된 기술의 도움으로 가능한 한 고통 없이 출산할 수 있다면, 그것은 적극적으로 권장되어야 하는 것이 아니라 하더라도 적어도 반대해야 할 이유는 없는 것이 아닌가 하는 것이 많은 사람들의 생각인지 모른다. 하기는 자연스러운 분만만이 옳고, 제왕절개와 같은 인공적 기술의 개입에 의한 분만은 문제가 있다는 것을 누구든 얼른 납득할 수 있는 방법으로 확실히 증명해 보이는 것은 어려운 일일지 모른다. 그래서 자연분만과 제왕절개에 의한 분만 사이에는 무시할 수 없는 결정적인 차이가 있다는 것을 많은 전문가와 대중은 받아들이지 않으려 하는지 모른다.

그러나 지금 영국의 런던에서 '초기 건강연구 센터(Primal Health Research Center)'라는 연구조직을 이끌고 있는 미셸 오당(Michel Odent)에 의하면, 임신 중의 태아기와 출산 시, 그리고 태어나서 일년 남짓 동안의 건강상태가 한 개인의 평생에 걸친 건강을 좌우하는 가장 큰 잠재적인 원인이라고 한다. 미셸 오당은 본래 프랑스 파리 근교의 한 국영병원에서 수십년 동안 외과 및 산과의사로서 일을 해왔고, 그 과정에서 수중분만 등 새로운 출산방식의 개발을 통해서 자신의 산과에서의 자연분만율을 획기적으로 높이고, 그동안 병원출산에서 소홀히 되어왔던 자연분만의 중요성을 널리 일깨움으로써 세계적인 주목을 받아왔다.

미셸 오당이 자연분만에 관심과 주의를 기울인 것은, 물론 오랜 산과의사로서의 체험에 근거한다. 그는 수많은 출산과정에 조력하는 과정에서, 분만촉진제 투여, 회음수술, 제왕절개와 같은 의료적 개입이 오늘날 성행하고 있는 것은, 사람들이 흔히 믿고 있는 것과는 반대로 산모들의 생리적 문제 때문이 아니라, 병원출산이라는 부자연스러운 환경과 메커니즘 그 자체가 자연스러운 분만을 어렵게 만들기 때문이라는 중요한 사실을 발견하였다. 그가 발견한 것은 의료라는 기술적 수단에 의한 인위적 개입과 간섭이 적으면 적을수록 그만큼 아기를 낳는 일은 더 순탄하게, 수월하게 이루어진다는 것이었다. (이러한 발견은 따져보면, 오늘날 기계화·화학화에 거의 대부분 의존하고 있는 현대적 농사법에 대해서도 그대로 적용될 수 있다. 오늘날 대부분의 농민과 도시 소비자들은 화학비료와 농약을 쓰지 않고는 농사가 안된다고 믿고 있지만 — 그리하여 오염된 식품은 현대인의 피할 수 없는 운명이라고 체념하는 경향이 있지만 — 실은 지난 수십년 동안 땅의 본성을 무시하고, 온갖 화학물질과 기계에 의존하여 생산성 제고에만 골몰해온 결과, 땅이 생명력을 잃어버렸고 거기에 억지 농사를 계속하자니 더 많은 화학물질을 퍼붓지 않을 수 없는 악순환이 확대되어온 것이라고 할 수 있는 것이다.)

그러나 미셸 오당의 발견은 거기서 멈추지 않는다. 그는 이후 자신의 경험을 토대로, 수많은 의료 및 건강과학 연구자들에 의해 축적되어온 방대한 연구논문들을 읽고 검토하는 것과 함께 세계 전역에 걸쳐 다양한 문화권에서의 출산 관행에 대한 실제 탐사를 통해서, 사람의 태어나는 방식이 한 개인의 육체적·정신적 건강에 중대한 영향을 미칠 뿐만 아니라, 그 개인이 속한 문화의 성격에도 근원적으로 심대한 영향을 미친다는 것을 확신할 수 있게 되었다. 다시 말해서, 출산 시에 기술적 개입이 많으면 많을수록 그 개인은 보다 공격적인 성향의 인간으로 자라날 가능성이 상대적으로 높고, 따라서 그러한 개인들이 다수를 이루고 있는 문화는 좀더 폭력적으로 될 잠재적인 경향을 갖고 있다는 것을 오당은 수많은 '과학적' 증거를 통해 확인할 수 있었던 것이다.

그렇게 해서 미셸 오당은 개인의 건강이라는 차원뿐만 아니라, 생태적으로 건강한 문명의 회복을 위해서도 좀더 부드럽고, 자연스러운 출산, 즉 기술이라는 '폭력'의 개입이 최소한도로 되는 출산 관행의 회복이 중요하다고 역설한다. 그런 의미에서, 그는 가장 근원적인 차원에서 발언하는 생태주의 사상가인지 모른다.

실제로 아직은 소수이지만, 미셸 오당과 같은 생각을 하고 있는 사람은 아주 드물지 않다. 미국의 저명한 과학교육자 칠턴 피어스(Chilton Pearce)도 지금 80이 넘은 고령이지만 쉼 없는 강연과 계몽활동을 통해서, 지금 미국의 아이들을 망치고, 따라서 미국의 장래를 어둡게 하는 가장 큰 요인이 다름 아닌 병원출산과 텔레비전이라고 역설하고 있다. 피어스가 이렇게 말할 때, 그도 역시 오당과 같은 근거, 즉 병원출산과 텔레비전에 노출된 아이들이 불가피하게 공격적·폭력적인 성향을 내면화할 가능성이 높다는 움직일 수 없는 과학적 증거에 대한 풍부한 지식과 경험을 갖고 있기 때문이다.

우리가 이러한 비주류 사상가, 과학자, 활동가들의 증언에 귀를 기울일 것인가 말 것인가는 우리 자신의 선택에 달려있다. 그러나 어떤 경우에도 우리가 간과하지 말아야 할 것은, 지금 우리를 지배하고 있는 주류 문화와 과학계가 일반적으로 보여주고 있는 과학기술주의에 대한 맹목적인 숭상과 너그러운 태도의 배후에 있는, 은연중 자연적 지혜보다 인간의 지식과 기술이 우월하다고 믿고 있는 '교만성'(Hubris)이다. 지금 걷잡을 수 없이 허물어지는 생태계의 위기에 직면하여 많은 사람들은 과학기술의 진보를 통해서 이 모든 위기가 언젠가 해결될 수 있으리라는 믿음에 쉽게 동조하고 있다. 그러나 우리는 이와 같은 믿음이 얼마나 어리석은 것인가를 깊이 생각해볼 수 있어야 한다. 물론 과학기술의 진보는 앞으로도 계속되어야 할 필요가 있다고 하더라도, 오늘의 문명사회가 본질적으로 집단자살체제로 되어오는 데 지금까지의 과학기술의 책임이 결코 적다고 말할 수 없는 것이다. 그러니까 생태적 위기가 심화·확대되는 데 무엇보다 큰 책임이 있는 과학기술은 인간의 삶과 지구의 장래에 관련하여 좀더 크고 근본적인 틀 속에서 비판적으로 검토되어야 할 문젯거리이지, 그 자체가 결코 구원의 수단이 될 수는 없는 것이다. 지금까지 주류를 형성해온 과학기술의 발전은 무엇보다 자연에 대한 인간의 배타적인 지배와 우위를 자명한 진리로 받아들여온 인간중심주의적 — 따라서 가부장적, 남성본위, 서구중심, 강자중심적 — 세계관을 토대로 하여 이루어져왔고, 그 결과 그것은 근원적으로 폭력의 기술일 수밖에 없었다는 사실을 우리는 냉철하게 살필 수 있어야 하는 것이다.

자연을 단순히 인간의 물질적 이익을 위해 마구잡이로 이용할 수 있는 대상으로 보는 세계관이 지배하는 한, 오늘의 당면한 무수한 사회적·생태적 위기를 극복하는 것은 말할 것도 없고 우리 자신이 내면적으로 평화로운 삶을 영위하는 것은 영영 회복 불가능한 일이 될 것이다. 예를 들어, 제왕절개를 통한 출산의 경험이 개인에게 어떤 건강상의 후유증을 남기느냐 아니냐 하는 문제를 넘어서 우리가 근본적으로 물어보아야 할 것은 자연적 순리를 습관적으로 무시하고 갈수록 편의주의와 기술을 앞세우는 문화 속에서 인간다운 삶의 존엄성과 그것의 토대인 영성(靈性)이 과연 온전히 유지될 수 있느냐 하는 것이다.

남의 나라 얘기이긴 하지만, 수십년 동안 오스트레일리아에서 아기를 받아온 어떤 산부인과 의사가 있었다. 그는 어느 날 문득 그의 병원에서 갓 태어난 아기들이 이 세상에 태어나면서 맨 처음 만나는 얼굴이 바로 자신의 얼굴이라는 '놀라운' 사실에 생각이 미쳤다. 이 생각으로 인해 그는 다음부터 아기들을 극히 정성스럽게 받을 수밖에 없었다. 지금까지 그는 언제나 단순한 직업의식에서 습관적으로, 기계적으로 아기들을 받아왔을 뿐이었던 것이다. 그러나 이 돌연한 깨달음이 있은 뒤 그의 일은 지금까지와는 전혀 차원이 다른 것이 되었다. 그것은 이 세상에서 가장 아름답고 거룩하게 생명을 섬기는 일의 하나가 된 것이다.

그리하여 그의 삶은 비록 겉으로는 예전과 다름없는 것이라 하더라도 내면적으로는 지극히 풍부한 것으로 변화하였다. 이야기는 거기서 끝나지 않는다. 이제부터 그의 도움으로 세상에 태어나는 아기들은 더없이 극진한 보살핌과 사랑 속에서 지극히 만족스럽게 세상과의 첫 만남을 경험할 수 있게 된 것이다.

개미를 보면 밟아 죽이는 아이가 있는 반면 개미가 쉽게 움직이도록 길을 만들어주는 아이도 있다. 말할 필요도 없지만, 자신의 내면이 평화로운 사람은 남에게 해코지를 하지 않는다. 오늘날 우리의 삶은 경쟁, 폭력, 공격성으로 수습 불가능할 정도로 짓이겨져 있다. 이러한 상황을 넘어서기 위해서 아마도 우리에게 가장 시급한 것의 하나는 세상에 갓 태어나는 아기들을 어떤 방식으로 맞이할 것인가를 다시 생각해보는 일일 것이다. 폭력 없는 세상은 내면적으로 자유롭고 평화로운 인간만이 만들어낼 수 있고, 인간의 심성은 근본적으로 태어날 때의 분위기에 깊이 좌우된다는 것은 의문의 여지가 없는 것으로 보이기 때문이다.

저자

미셸 오당(Michel Odent, 1930-)

20년 넘게 프랑스 파리 근교 피티비에(Pithiviers) 병원의 외과 및 산과의사로서 일했다. 그는 그 국영병원에서 가정의 분위기와 흡사한 분만실과 수중분만을 도입한 산과의사로서 세계적인 명성을 얻었다. 그는 1990년 이후 런던에서 '초기 건강연구 센터(Primal Health Research Center)'를 창립, 운영해왔다. 이 센터의 목적은 사람의 삶의 초기(잉태의 순간에서 첫 돌까지) 동안에 일어난 일과 그 사람의 나중의 건강과 행동 사이의 관련성을 연구하려는 데 있다. 그는 50여편의 과학논문과 21개 언어로 출판된 11권의 저서의 저자이다.

역자

김태언(金泰彦)

1948년 경북 출생
서울대학교 영문과 졸업
전(前) 인제대학교 영문과 교수

역서 리처드 라이트 《검둥이 소년》
헬레나 노르베리-호지 《오래된 미래》
배리 하인즈 《케스 — 매와 소년》
마사 베크 《아담을 기다리며》
마하트마 간디 《마을이 세계를 구한다》 등

농부와 산과의사

초판 제1쇄 발행 2005년 1월 20일
개정판 제1쇄 발행 2011년 8월 20일
제5쇄 발행 2019년 11월 15일

저자 미셸 오당
역자 김태언
발행처 녹색평론사

주소 서울시 종로구 돈화문로 94 동원빌딩 501호
전화 02-738-0663, 0666
팩스 02-737-6168
웹사이트 www.greenreview.co.kr
이메일 editor@greenreview.co.kr
출판등록 1991년 9월 17일 제6-36호

ISBN 978-89-90274-67-0 04510
ISBN 978-89-90274-57-1(세트)

값 10,000원